中草药识别与应用丛书

# 艾滋病中草药识别与应用

黄燮才　主编

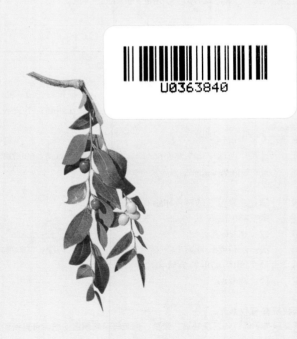

广西科学技术出版社

**图书在版编目（CIP）数据**

艾滋病中草药识别与应用 / 黄燮才主编. —南宁：广西科学
技术出版社，2017.12（2024.4重印）
（中草药识别与应用丛书）
ISBN 978-7-5551-0724-8

Ⅰ. ①艾… Ⅱ. ①黄… Ⅲ. ①获得性免疫缺陷综合征—中药
疗法②中草药—基本知识 Ⅳ. ①R259.129.1②R282

中国版本图书馆CIP数据核字（2016）第314949号

**艾滋病中草药识别与应用**
AIZIBING ZHONGCAOYAO SHIBIE YU YINGYONG

黄燮才　主　编

策　　划：罗煜涛　陈勇辉
责任编辑：李　媛　　　　　　　　责任校对：袁　虹
封面设计：苏　畅　　　　　　　　责任印制：韦文印

出 版 人：卢培钊　　　　　　　　出版发行：广西科学技术出版社
社　　址：广西南宁市东葛路66号　邮政编码：530023
网　　址：http://www.gxkjs.com

印　　刷：北京兰星球彩色印刷有限公司
开　　本：890 mm×1240 mm　1/32
字　　数：163千字　　　　　　　　印　　张：5.625
版　　次：2017年12月第1版　　　　印　　次：2024年4月第2次印刷
书　　号：ISBN 978-7-5551-0724-8
定　　价：78.00元

# 《艾滋病中草药识别与应用》

## 编委会

# ◆前　言◆

艾滋病（AIDS）是目前世界上对人类威胁最大、死亡率最高的病毒性传染病。艾滋病传播迅速，且多发生在青壮年，它还可以通过母婴传播而直接影响下一代。2000年在南非召开的第十三届世界艾滋病大会再度响起警钟，指出当今全球艾滋病流行形势十分严峻。据有关部门统计，我国艾滋病病毒感染人数近年也在迅速增长。因此，开展艾滋病的防治研究，已成为全球性的攻克难题。

在中医药学中没有"艾滋病"这一病名，但根据其发生和表现应属内伤杂病之"虚劳"等范畴。

艾滋病是当今公认的世界性的难治病，目前既无疫苗预防，也很难治愈，所以被称为新的瘟疫。世界上至今尚未找到令人满意的治疗艾滋病的药物。西药抗艾滋病虽然有一定疗效，但是价格昂贵，副作用大，而且易产生耐药性，不是理想的抗艾滋病药物。我国使用中草药防病治病已有几千年的历史，不少中草药在临床上不但可以治疗病毒性疾病，而且还能提高免疫功能，也就是中医所说的扶正祛邪的功能，且副作用非常小，基本上不产生耐药性。因此，人们期望从中草药中寻找理想的防治艾滋病的药物。

艾滋病是由人类免疫缺陷病毒或称艾滋病病毒（HIV）感染引起的。艾滋病病毒主要存在于艾滋病病人和感染了艾滋病病毒但尚未发病的携带者的淋巴结、血液、精液和唾液中。近些年，人们都在积极寻找抗艾滋病病毒药物，研究结果证明，一些中草药确实具有抗艾滋病病毒或具有抑制艾滋病病毒活性的作用。但是，单纯研究抗艾滋病病毒药物是远远不够的，还必须重视对人体免疫功能等全身状态的改善和恢复，因为免疫功能低下者更容易感染艾滋病。

我们认为，在开发研究有效治疗艾滋病的新型药物中，不仅要针对抑制艾滋病病毒，而且更要重视加强免疫学研究，调节机体免疫网络功能，提高机体抗病能力。那些既有抑制艾滋病病毒活性，又有提高免疫功能的中草药成分，最有希望被开发成治疗艾滋病的药物。因此，如何进一步研究开发我国丰富的中草药资源，从中草药中分离有效成分，并研究其药效学和疗效机理，使中草药更好地应用于防治艾滋病，造福人类，是我们的任务。为了继承和发掘中医药学遗产，使中草药在防治艾滋病中更好地为人类健康服务，我们本着安全、有效、简便、经济和药物易找的原则，选择了那些具有抗艾滋病病毒作用且又能提高免疫功能的中草药，并参考有关文献资料，编著成这本《艾滋病中草药识别与应用》。

本书适合基层医生和中草药爱好者参考使用，也可供从事艾滋病研究和资源开发者参考。希望本书的出版能在普及中草药科学知识、搞好城乡医疗保健、保障人民健康、开发利用中草药防治艾滋病等方面提供可靠依据。

"保护自然资源，保持生态平衡就是保护人类自己"的观点已成为越来越多的国家和人民的共识。因此，希望在开发利用中草药时要注意生态平衡，保护野生物种和资源。对疗效佳、用量大的野生中草药，应逐步引种栽培，建立生产基地，建立资源保护区，有计划地轮采，使我国有限的中草药资源能不断延续，为人类造福。

黄燮才

2016年10月

# ◆编写说明◆

1．品种：本书收载治疗艾滋病和艾滋病病毒感染临床常用中草药80种。每种按名称（别名）、来源、形态、生境分布、采收加工、性味功效、用量、禁忌、验方等项编写。目录的编排按中草药名称的第一个字的笔画多少为顺序。

2．图片：每种中草药均有形态逼真的彩色图片。除小型草本拍摄全株外，木本、藤本和大型草本只拍摄有代表性的局部，用局部的枝叶、花或果来表现全体，因此在看图时，应对照形态项的描述，通过图文对照，提高识别能力。少数中草药还配有药材彩色图片。

3．名称：中药原则上采用《中华人民共和国药典》、部颁标准或省（自治区）地方标准所用的名称，草药一般采用多数地区常用名称，以求药名逐步统一。

4．学名：每种中草药在来源项中只选择1个符合国际命名法规的学名（拉丁学名）。

5．验方：中西医病名均予采用，所列使用分量可供参考，使用时可根据药物性味功效和患者体质强弱、病情轻重、年龄大小、发病季节、所处地域等具体情况进行加减，做到辨证论治。凡不明症状或病情严重的，应及时请医生诊治，以免贻误病情。对有毒药物，用量尤须慎重，以免发生不良作用。

水煎服：指用清水浸过药面约2 cm煎药，煎好后滤出药液再加清水过药面复煎，2次药液混合作为1日量，分2～3次服用；病情紧急的，则1次顿服。煎药容器以砂锅为好，忌用铁器。

先煎：矿物类、介壳类（如龟板等）应打碎先煎，煮沸约10分钟后，再下其他药同煎。

后下：气味芳香的药物（如薄荷、砂仁等）宜在一般药即将煎好时下，再煎4～5分钟即可。

布包煎：为了防止煎药后药液浑浊及减少对消化道及咽喉的不良刺激，有些药物（如灶心土、旋覆花等）要用纱布包好再放入锅内煎煮；或先煎去渣，然后再放入其他药同煎。

另炖或另煎：某些贵重药物（如人参、鹿茸等），为了尽量保存有效成分，以免同煎时被其他药物吸收，可另炖或另煎，即将药物切成小片，放在加盖盅内，隔水炖1～2小时。

另焗：含有挥发油，容易出味，用量又少的药物（如肉桂等），可用沸开水半杯或用煎好的药液趁热浸泡并加盖。

冲服：散（粉）剂、小丸、自然汁及某些药物（如三七末、麝香、竹沥、姜汁、蜜糖、白糖或红糖）等，需要冲服。

烊化（溶化）：胶质、黏性大且易溶的药物（如阿胶、鹿胶、龟胶、饴糖等）与其他药物同煎，则易粘锅煮焦，或黏附于其他药物，影响药物有效成分溶解。用时应在其他药物煎好后，放入去渣的药液中微煮或趁热搅拌，使之溶解。

烧存性（煅存性）：将药物加热至焦化呈黑褐色，中心部分尚存留一点深黄色叫做"存性"，千万不能将药物烧成白灰，以致失去药效。

6. 计量：形态项的长度按公制用m（米）、cm（厘米）和mm（毫米）。验方中的重量换算如下：1斤（16两）=500克，1两=30克，1钱=3克。液体按1斤=500毫升。验方的用量，除儿科疾病外，均按成人量，儿童用时应酌减，一般用量如下：1～2岁用成人量的1/5，2～3岁用成人量的1/4，4～7岁用成人量的1/3，8～12岁用成人量的1/2。凡药名前冠有"鲜"字的，是指新鲜的药物，其他均为干燥药，如改为鲜药，一般用量可加倍。外用量可根据药物性味功效和病情等的不同情况灵活决定。

# ◆艾滋病简介◆

艾滋病的全称是获得性免疫缺陷综合征（Acquired Immune Deficiency Syndrome，AIDS），是由人类免疫缺陷病毒也称艾滋病病毒（Human Immunodeficiency Virus，HIV）感染而破坏机体免疫系统，造成免疫功能低下，从而出现多种临床症状的一种病毒性人类传染病，一种新的瘟疫。人类艾滋病也是当今对人类威胁最大、死亡率最高的公认的世界性的难治病。

艾滋病患者和艾滋病病毒携带者（指血液、淋巴结、精液和唾液中有艾滋病病毒者）是有区别的。艾滋病病毒携带者没有临床症状表现，只是身上潜伏着病毒，可以传染给别人。大约有一半的艾滋病病毒携带者会在数年内发展成为艾滋病患者。

1. 临床表现：艾滋病病毒感染者在不同阶段可能出现不同的临床症状。通常分为4个阶段：

**第1阶段** 急性感染期：有发热，肌肉疼痛，关节痛，疲劳，盗汗，消瘦及腹泻。并常见有非特异性皮疹，多为斑丘疹或荨麻疹状，持续时间不长即消退，患者血清的抗HIV抗体从阴性转为阳性。急性感染期中医临床上可分为两大类型：

（1）风热型：发热乏力，头痛，咽痛口干，周身出现淡红色皮疹，痒，舌红，舌苔薄黄等。

（2）湿热型：身热绵绵，胸闷纳少，口苦咽干，口腻，尿黄，肢体困重，心烦，舌尖舌边红，舌苔黄厚腻等。

**第2阶段** 潜伏期：也称无症状期，潜伏期通常6个月至10年。在此期间患者血清抗HIV抗体阳性。潜伏期虽然无临床症状，但免疫细胞

1

及其功能逐渐减弱，白细胞总数不断减少，$CD_4$（辅助T淋巴细胞，简称$T_4$或$CD_4$）细胞数量继续下降。$T_4$是一种极为重要的免疫细胞，它被大量破坏的结果会导致免疫功能严重受损。潜伏期（无症状期）中医临床上可分两大类型：

（1）气血亏虚型：身体虚弱，抗病力差，面色苍白，头晕，头痛，失眠，健忘，舌淡等。

（2）肝郁气滞型：平素忧虑，一旦确诊，情绪不稳，胸胁或少腹胀闷痛，胸闷，情志抑郁喜怒，妇女可有乳房胀痛、痛经、月经不调，舌淡，舌苔薄白等。

**第3阶段**　持续性扩散淋巴结病期：艾滋病病毒携带者在没有其他疾病情况下，会在腹股沟外的位置产生两个或多个淋巴结肿大，直径1 cm或更大，对称，质硬无触痛，持续期多于3个月。在这期间半数以上患者同时有发热，乏力，盗汗，腹泻，体重减轻，脾脏肿大等症状。症状虽不严重，但常持续出现。

**第4阶段**　艾滋病发病期：确切地讲，这一阶段才是典型的艾滋病期。临床表现主要分为：

（1）全身症状：发热，体温高低不等，且持续不退，同时伴有发冷，出汗或盗汗，通常持续1个月以上。有明显乏力感，数周不退。体重减轻，有不明病因的腹泻，超出1个月以上。

（2）呼吸系统症状：发热，偶有畏寒，胸闷，并有少量咳嗽，肺部听诊常无啰音，X射线片呈两侧肺炎样改变。

（3）消化系统症状：出现迁延、反复的腹泻。

（4）神经系统症状：发热，头痛，脑膜刺激症及畏光，羞明，后者常为本病的特有表现，且消退较慢，或下肢软弱，远端知觉丧失，并且无反射，或痛觉迟钝，兼有轻度运动障碍。

（5）黏膜及皮肤方面的表现：常见有疱疹类病毒，如带状疱疹病毒（VZV）、巨细胞病毒（CMV）、单纯疱疹病毒（HSV）及水痘病毒等引起的口腔、皮肤、生殖器、肛周等中度或重度疱疹，反复发作，长期不愈，伴有深的溃疡。在舌的两侧、舌上或颊黏膜上出现白斑，粗糙且高出舌面或高出黏膜数毫米。

（6）恶性肿瘤：全身皮肤、黏膜，继之在内脏发生单个至多个凸起的红色或紫红色斑块，不痛，并有各种淋巴瘤。

2. 传播途径：艾滋病传播迅速，死亡率极高，目前既无疫苗预防，也很难治愈。但艾滋病是可以预防的。为了预防艾滋病，必须认识艾滋病传染的3个主要途径：

（1）性传播：是目前艾滋病病毒的主要传播途径。性生活混乱、同性恋、不洁性关系，通过这些途径感染艾滋病病毒的人数占全部艾滋病病毒感染者的80％左右。

（2）血液传播：静脉注射毒品，吸毒者，共用注射器，输注各种血液制品（血液制品是由上千个献血者所提供的血液制备，可能含有艾滋病病毒），以及移植艾滋病病毒感染者或艾滋病患者器官均可造成艾滋病病毒的感染。

（3）母婴传播：感染艾滋病病毒的母亲，可经胎盘、产道和产后哺乳传给婴儿。

3. 预防措施：预防艾滋病必须做到下列几点：

（1）强化预防观念。牢记上述最常见的艾滋病病毒传播的3个主要途径。

（2）洁身自爱。不涉足色情场所，不要有轻率的性接触，不论在任何场所，都要保持强烈的预防艾滋病意识。不要存在丝毫侥幸心理，一失足可铸成终生悔恨。洁身自爱就是一支预防艾滋病的最好疫苗。

（3）远离毒品。吸毒、注射毒品是传染艾滋病的重要途径，千万不要出于好奇而尝试吸毒，哪怕1支烟、1片摇头丸都不要接受。

（4）生病时要到正规的医院、卫生院（所）诊治。千万不要在设备条件不符合要求的诊所打针或做手术，不要轻易接受输血或注射血液制品，以免造成直接血液感染。

（5）注意个人防护。发生性行为时应使用安全套，不要和别人共用剃刀、牙刷（具），发生皮肤损伤时，即使是看不到出血的擦伤，也要及时消毒处理；如遇他人损伤，包扎抢救时应尽量避免接触他人的血液，如果不小心沾上了别人的血液，也要及时清洗消毒。

预防艾滋病的关键在人。人的预防意识不增强，任何先进药物和疫苗都不能达到治本目的，只有人人做到了洁身自爱，才能遏制艾滋病的蔓延。

# ◆目 录◆

# 人参（山参、园参）

▶**来源**　五加科植物人参 *Panax ginseng* C. A. Mey. 的根。

▶**形态**　多年生直立草本，高30～60 cm。主根肥厚肉质，圆柱形或纺锤形，通常直径1～3 cm，下端常分叉，外皮淡黄色或淡黄白色，顶端有根茎，俗称芦头，栽培者根茎短，直立，野生者根茎长。茎单生，圆柱形，无毛。掌状复叶3～5枚轮生于茎顶，每枚叶有小叶3～5片；小叶片卵圆形、倒卵圆形或椭圆形，基部的较小，长2～3 cm，宽1～1.5 cm，上部的较大，长4～15 cm，宽2～4 cm，先端尖，基部狭，边缘有细锯齿，齿端有刺状尖，上面散生刚毛，刚毛长约1 mm，下面无毛。花淡黄绿色；伞形花序单个生于枝顶，有花10～50朵；花萼5裂；花瓣5片；雄蕊5枚。果实扁肾形，长约5 mm，宽约7 mm，鲜

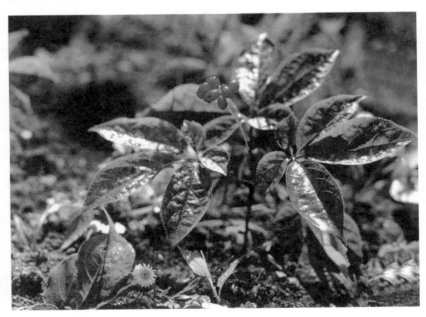

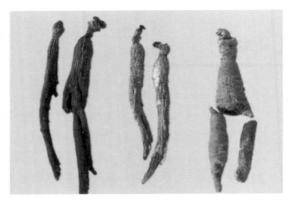

红色。花期6～7月，果期8月。

▶**生境分布** 多生于以红松为主的针叶和阔叶混交林及阔叶林下排水良好、腐殖质层肥厚的荫蔽处，或栽培。我国黑龙江、辽宁、吉林等省有野生或栽培，河北、山西、宁夏等省（区）有引种栽培；俄罗斯、朝鲜等地也有野生或栽培。

▶**采收加工** 秋季采收，除去泥土，晒干或烘干，为生晒参，呈圆柱形，芦头上有芦碗4～5个，体表有明显的环纹和纵皱；味微苦甘。经蒸熟后干燥的为红参，外形和生晒参相似，表面棕红色或黄棕色，角质状半透明，有纵皱纹，质硬而脆；味微苦甘。经糖汁浸制后干燥的为糖参，外形和生晒参相似，体表松泡，淡黄白色或黄白色；味先甜后苦。用时洗净，去掉芦头，润透，切薄片，晒干或研细粉。

▶**性味功效** 甘、微苦，平。大补元气，复脉固脱，补脾益肺，生津，安神，抗癌，抑制HIV。

▶**用量** 3～10 g。

▶**禁忌** 不宜与藜芦同用。

▶**验方** 1. 艾滋病病毒感染潜伏期，身体虚弱，面色苍白，抗病力差，头晕，头痛，失眠健忘：①人参10 g。加入凉开水适量浸泡，隔水炖，每日分3次服。②人参（另包，冲服）、白术、当归、川芎、远志、酸枣仁各10 g，黄芪30 g，土茯苓20 g，紫花地丁15 g，炙甘草6 g。水煎服。

2. 艾滋病病毒感染，脾胃虚寒，呕吐腹痛，腹满不食：人参（另包，冲服）、白术、干姜、炙甘草各10 g。水煎服。

►**附注** 人参根含人参皂苷Ra$_1$、Ra$_2$、Ra$_3$、Rb$_1$、Rb$_2$、Rb$_3$、Rc、Rd、Re、Rg$_3$（ginsenoside Ra$_1$、Ra$_2$、Ra$_3$、Rb$_1$、Rb$_2$、Rb$_3$、Rc、Rd、Re、Rg$_3$），丙二酸单酰基人参皂苷 Rb$_1$、Rb$_2$、Rc、Rd（malonyl ginsenoside Rb$_1$、Rb$_2$、Rc、Rd），西洋参皂苷R$_1$（quinquenoside R$_1$），绞股蓝苷XVII（gypenoside XVII），原人参萜三醇型人参皂苷Re、Rf、Rg$_1$、Rg$_2$、Rgh$_1$（protopanaxatriol ginsenoside Re、Rf、Rg$_1$、Rg$_2$、Rgh$_1$），20-葡萄糖人参皂苷（20-glucoginsenoside）-Rf，三七皂苷R$_1$（notoginsenoside R$_1$），齐墩果烷型竹节人参皂苷V（oleanane type chikusetsusaponin V），人参环氧炔醇（panaxydol），腺苷（adenoside），人参二醇皂苷（panaxadiol saponin），人参多糖（panaxan）。人参糖类成分主要有单糖、低聚糖、多糖，精氨酸双糖苷，还含有葡聚糖（由葡萄糖组成）、半乳糖醛酸（galacturonic acid）、半乳糖（galactose）、田七氨酸即三七素（dencichine），并有$N_9$-甲酰（$N_9$-formyl）、哈尔满（harman）、去甲哈尔满（norharman）、胆碱等12种生物碱以及天冬氨酸、精氨酸、苏氨酸、丝氨酸、谷氨酸等20种以上氨基酸，低聚肽、多肽等，锌、铜、锗等多种微量元素，$\beta$-谷甾醇，二十九烷，三棕榈酸甘油酯，人参萜醇，三亚油酸甘油酯，棕榈酸，$\alpha,\gamma$-二棕榈酸甘油酯。人参愈伤组织含有人参酮炔醇（panaxycol）、二氢人参酮炔醇（dihydropanaxycol）、人参环氧炔醇（panaxydol）。

药理研究证实，人参中的锗元素能抑制艾滋病病毒，提高肝脏解毒功能。人参多糖有抗肿瘤活性和降低血糖作用。人参二醇皂苷对急性脑缺血再灌注损伤有保护作用。人参总皂苷对大鼠实验性心肌缺血心脏舒张功能有保护作用。人参皂苷有抗肿瘤、抗心律失常、抗衰老、增强免疫系统功能、促进生长发育和益智等作用。人参皂苷R$_2$、Rg$_1$、Rg$_2$、Rh$_1$兼有钙通道阻滞作用和抗自由基作用。Rf对L型钙通道有阻滞作用。人参皂苷Rg$_3$有提高免疫功能作用。人参皂苷对急性脑缺血、脑内能量代谢的紊乱有改善作用。人参二醇组皂苷有抗休克作用。人参所含的腺苷有降糖作用。

# 三 七（田七、参三七、人参三七）

▶**来源**　五加科植物三七 *Panax notoginseng*（Burk.）F. H. Chen ex C. Chow 的根。

▶**形态**　多年生直立草本。主根肥大肉质，倒圆锥形或短圆柱形，长2～6 cm，直径1～4 cm，外皮黄棕色，有数条支根，顶端有短的根茎。茎圆柱形，无毛。掌状复叶轮生，通常3～6枚轮生于茎顶，每枚叶有小叶3～7片；小叶片椭圆形或长圆状倒卵形，边缘有锯齿，两齿间有刚毛，两面叶脉均有刚毛。花黄白色；伞形花序单生于枝顶，有花80～100朵或更多；花梗有微柔毛；花萼5齿裂；花瓣5片；雄蕊5枚。浆果肾形，长约9 mm，成熟时红色。种子扁球形，种皮白色。花期6～8月，果期8～10月。

▶**生境分布**　栽培植物，栽培于林下阴湿处或山坡人工荫棚下。我国广西、云南为主要产地，广东、福建、江西、浙江、四川、湖北

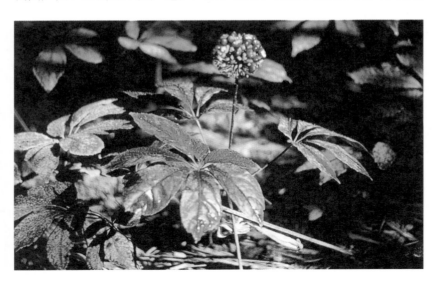

等地近年有引种栽培；越南也有栽培。

▶ **采收加工** 秋季花开前采收，除去须根，洗净，晒干。用时洗净，润透，切薄片，晒干或研成细粉。

▶ **性味功效** 甘、微苦，温。散瘀止血，消肿定痛。

▶ **用量** 3～10 g。

▶ **禁忌** 孕妇慎用。

▶ **验方** 1. 艾滋病病毒感染，下血，血崩：三七15 g（另包，研细粉，冲服），仙鹤草（蔷薇科）30 g。水煎服。

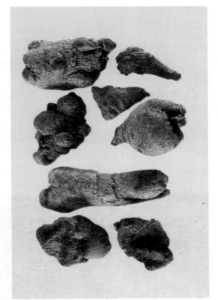

2. 艾滋病病毒感染，贫血，月经不调：三七6 g，薏苡仁30 g，鸡肉适量。加水适量，炖服。

▶ **附注** 三七根含三七皂苷 $R_1$、$R_2$、$R_3$、$R_4$、$R_6$、Fa、$Rg_1$、$Rb_1$、$R_7$（notoginsenoside $R_1$、$R_2$、$R_3$、$R_4$、$R_6$、Fa、$Rg_1$、$Rb_1$、$R_7$），人参皂苷$Rb_1$、Rd、Re、$Rg_1$、$Rg_2$、$Rh_1$（ginsenoside $Rb_1$、Rd、Re、$Rg_1$、$Rg_2$、$Rh_1$），人参炔三醇（panaxytriol），三七二醇苷（panaxadiol saponins），falcarindiol，三七素（L-dencichin），槲皮素，$\beta$-谷甾醇，胡萝卜苷，蔗糖，多糖等。

药理研究证实，三七根有抗艾滋病病毒的作用，可抑制癌细胞生长，促进癌细胞转化。三七皂苷$R_1$有抑制艾滋病病毒逆转录酶作用。三七皂苷 $Rg_1$有改善微循环、降低血小板功能和抗血栓的作用。三七总皂苷有抗炎和固本强壮的作用，具有特异性阻断肝细胞受体依赖性钙通道的作用，是一种理想的肝细胞钙通道阻滞剂。三七二醇苷具有延寿抗衰的作用。三七根浸膏有降血脂，降血压，止血及增强体力的作用。

# 大　枣（红枣、枣子）

▶**来源**　鼠李科植物枣 *Ziziphus jujuba* Mill. 的成熟果实。

▶**形态**　落叶灌木或小乔木。枝有刺，刺对生，一长一短，长者约1 cm，直伸，短者向下弯曲；嫩枝无毛，常呈"之"字形曲折。单叶互生；叶片长圆状卵形或卵状披针形，少数为卵形，长2~6 cm，宽1.5~4 cm，先端尖，基部偏斜，边缘有锯齿，两面均无毛；叶柄长1~5 mm。花黄色或黄绿色；聚伞花序腋生；花萼5裂；花瓣5片；雄蕊5枚。果实卵形或椭圆形，长2~3.5 cm，直径1.5~2.5 cm，成熟时果皮深红色或暗赤色，果肉味甜，内含果核1~2枚。果核坚硬，纺缍形，两端锐尖。花期4~5月，果期7~9月。

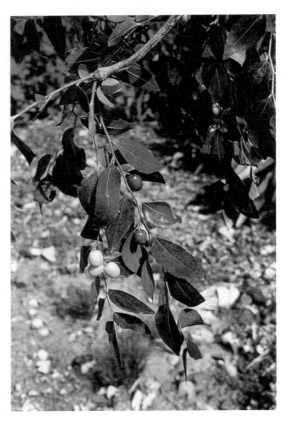

▶**生境分布**　栽培植物，性耐干旱。我国各地有栽培；蒙古、俄罗斯、日本及欧洲、美洲等地也有栽培。

▶**采收加工**　秋

季果实成熟时采收，晒干。用时洗净。

▶**性味功效** 甘，温。补中益气，养血，安神，抑癌，缓和药性。

▶**用量** 6～15 g。

▶**验方** 1. 艾滋病病毒感染，胃气不和，心下痞满不通，呕吐，肠鸣下痢：大枣15 g，法半夏12 g，黄芩、人参（另包，冲服）、干姜各10 g，炙甘草6 g，黄连3 g。水煎服。

2. 艾滋病病毒感染：大枣、叶下珠各15 g，鸡眼草30 g，白花蛇舌草60 g，甘草6 g。水煎服。

▶**附注** 枣的果实含大枣皂苷Ⅰ、Ⅱ、Ⅲ（zizyphus saponin Ⅰ、Ⅱ、Ⅲ），酸枣皂苷B（jujuboside B），齐墩果酮酸（oleanonic acid），白桦脂酮酸（betulonic acid），jubanine A，jubanine B，zizybeoside Ⅰ、Ⅱ，zizyvoside Ⅰ、Ⅱ，reseoside，3-*O*-反式对香豆酰马斯里酸（3-*O*-*trans*-*p*-coumaroylmaslinic acid），3-*O*-顺式对香豆酰马斯里酸（3-*O*-*cis*-*p*-coumaroylmaslinic acid），2-*O*-反式对香豆酰马斯里酸（2-*O*-*trans*-*p*-coumaroylmaslinic acid），3-*O*-反式对香豆酰麦珠子酸（3-*O*-*trans*-*p*-coumaroylalphitolic acid），2-*O*-反式对香豆酰麦珠子酸（2-*O*-*trans*-*p*-coumaroylalphitolic acid），3-*O*-顺式对香豆酰麦珠子酸（3-*O*-*cis*-*p*-coumaroylalphitolic acid）和D-果糖，D-葡萄糖、果糖葡萄低聚糖等。

药理研究证实，大枣有保肝，增强肌力及抑制癌细胞增殖作用，还具有抗变态反应。大枣有缓和药性作用，对中枢神经有抑制作用。大枣和其他抗HIV活性的中药合用对艾滋病是很好的免疫激活剂。

# 大 蒜（蒜头、大蒜头）

▶**来源** 百合科（或石蒜科）植物蒜 *Allium sativum* L. 的鳞茎。

▶**形态** 多年生直立草本，有强烈的蒜臭气。地下鳞茎球形或扁

7

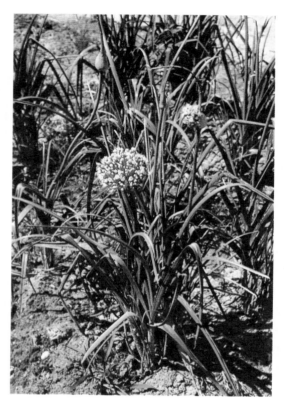

球形，由6～10枚肉质、瓣状小鳞茎紧密排列组成，鳞茎外皮膜质，灰白色或淡棕色。单叶互生；叶片宽条形或条状披针形，宽达2.5 cm，扁平，实心，比花葶短，两面均无毛，略带肉质，边缘全缘，基部鞘状抱茎。花葶实心，圆柱形，高达60 cm，总苞有长7～20 cm的喙；花淡红色，长约4 mm；伞形花序密具珠芽，间有数朵花；花被片6片；雄蕊6枚，花丝比花被片短，内轮花丝基部扩大，扩大部分每侧各有1齿，齿端长丝状，远

远超过中间着药的花丝。果实卵形。种子黑色。花、果期夏季。

▶生境分布　栽培植物。我国各地均有栽培；世界各地也有栽培。

▶采收加工　叶枯时采挖，阴干。用时剥去膜质外皮，洗净。

▶性味功效　辛，温；有小毒。行滞气，暖脾胃，消症积，解毒，杀虫，抑制艾滋病病毒。

▶用量　5～10 g。

▶禁忌　阴虚火旺者，以及口、齿、舌、目疾诸患和时行病后均忌食。

▶验方　艾滋病病毒感染，皮肤瘙痒，潮红，抓后局部出现扁平

小血疹，淡红色或褐色，抓破后，留血痂不糜烂，无黄水：大蒜30～60 g，米醋适量，硫黄少许。先将硫黄研粉放入米醋内，摇匀，然后将大蒜剥去外衣，捣烂，用纱布包好，浸入米醋硫黄液内片刻，取出搽患处，每日搽2～3次，连搽7～10日为1疗程；同时取白花蛇舌草（茜草科）、板蓝根各30 g，甘草6 g。水煎服。

▶ **附注** 大蒜（蒜的鳞茎）含蒜氨酸（alliin）、蒜辣素（allicin）、阿霍烯（ajoene）、还有氨基酸、酶类、肽类、蛋白质、糖、脂肪、维生素等。大蒜水溶性部分含 proto-*iso*-eruboside-B、eruboside-B、*iso*-eruboside-B、sativoside C、腺苷、色胺酸。大蒜挥发油含二烯丙基一硫化物、甲基烯丙基二硫化物、二烯丙基二硫化物、甲基烯丙基三硫化物、二烯丙基三硫化物（大蒜新素 allitrid）、6-甲基-1-硫杂-2,4-环己二烯（6-methyl-1-thia-2,4-cyclohexadiene）、5-甲基-1,2-二硫杂-3-环戊烯（5-methyl-1,2-dithi-3-cyclopentene）、4-甲基-1,2-二硫杂-3-环戊烯（4-methyl-1,2-dithi-3-cyclopentene）、4-乙烯基-1,2,3-三硫杂-5-环己烯（4-vinyl-1,2,3-trithia-5-cyclohexene）、甲基烯丙基五硫醚（methylallylpentasulfide）等20种化合物、其中以大蒜新素含量最高、是大蒜的主要成分。

药理研究证实，大蒜有抑制艾滋病病毒活性，对 MeHg（甲基汞）毒性有拮抗作用，还有清除活性氧自由基和预防食管癌作用。大蒜提取液具有杀死肿瘤细胞、抑制肿瘤生长（抑瘤率为74.3%）和延长荷瘤小鼠的生存时间（生存延长率为42.4%）的作用，还具有增强小鼠巨噬细胞吞噬肿瘤细胞的免疫效应和促进抗体形成的功能。大蒜提取物对血小板的影响有利于预防动脉粥样硬化的形成。大蒜油能使腹水型宫颈癌细胞DNA聚合酶$\alpha$活性降低，通过阻滞癌细胞DNA的合成和复制，起到抑制癌细胞增殖的作用，还有增强瘤灶内的中性粒细胞和巨噬细胞的抗肿瘤作用以及抗凝血和降血脂作用。大蒜素通过抗血脂升高，降低血液黏稠度，抗LPO，调节代谢，抗血小板聚集作用等减缓了动脉硬化病变的发生和发展；大蒜素在高浓度（50 μg/ml）时对T细胞激活有抑制作用，还有抑制高胆固醇血症引起的血小板聚集作用和抗氧化作用。大蒜新素有降血脂，降血压，抗动脉粥样硬化，抗血小板聚集，抗心肌缺血，抗氧化作用，对脑缺血组织有保护作用。大蒜总苷和腺苷有抗血小板聚集和提高纤溶活性的作用。所含的 *iso*-eruboside-B 有明显的延长血液凝固时间和提高纤溶活性的作用，所含的 proto-*iso*-eruboside-B 有显著提高纤溶活性的作用。不同浓度的大蒜水溶液对霉菌有很强的抑制和杀灭作用，其作用强度与苯丙酸和山梨酸很近似。生蒜是良好的免疫促进剂。大蒜液对伤寒杆菌、副伤寒杆菌、痢疾杆菌、霍乱弧菌、化脓性球菌、肺炎双球菌、脑膜炎双球菌、絮状表皮癣菌、红色毛癣菌、铁锈色毛癣菌、许兰氏黄癣菌、皮炎芽生菌、白色念珠菌、新形隐球菌等均有抑制或灭杀作用。大蒜汁及其挥发性成分可杀死阴道滴虫。0.1％大蒜液对恙虫热立克次体有很强的抑杀作用。口服大蒜，能直接刺激胃黏膜及反射地引起胃液中的盐酸量增加，使胃蠕动加强而有健胃助消化作用。用新鲜大蒜喂食的雌小鼠，可完全抑制乳腺癌的发生。新鲜大蒜外用能刺激皮肤，有发泡作用。生大蒜能阻断氨基比林和亚硝酸钠在大鼠体内形成二甲基亚硝胺，并对其所致的毒害有明显的预防作用。

# 大叶钩藤（钩藤）

▶来源　茜草科植物大叶钩藤 *Uncaria macrophylla* Wall. 的带钩茎枝。

▶形态　攀缘状灌木。嫩枝四方形，有短柔毛；茎枝类方形或圆柱形。叶腋常有对生的两钩，或仅一侧有钩。单叶对生；叶片阔椭圆形或近圆形，长10～16 cm，宽6～12 cm，先端尖或圆形，基部圆形或浅心形，上面无毛或中脉有短毛，下面有短粗毛，边缘全缘；叶柄长约1 cm，有毛；托叶长约1 cm，2深裂，两面有毛。花小，浅红色或白色，聚合成一球形的头状花序，直径4～4.5 cm（不连花柱），单个顶生或腋生；总花梗长3.5～6.5 cm，近顶部有数枚轮生苞片，长约

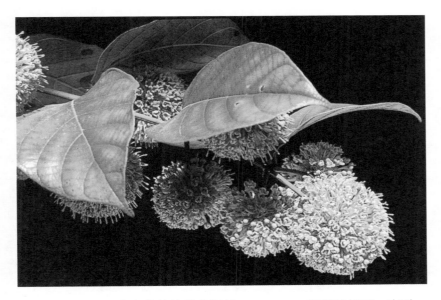

8 mm，有毛；不发育的钩状总花梗长1～1.5 cm；萼管纺锤形，有毛，顶端5裂；花冠管长1～1.2 cm，外面有毛，内面无毛，顶部5裂，裂片顶端钝；雄蕊5枚。蒴果纺锤形，长1.5～2.5 cm，有长柄，有毛，聚合成一球状体。种子多数，细小，两端有翅。花期夏季，果期秋季。

▶生境分布　生于山地疏林中、林边、路边、庭院周围等，常攀于树上。分布于我国广东、广西、海南、云南等省（区）；中南半岛及印度也有分布。

▶采收加工　秋、冬季采收，除去叶及杂质，晒干或切段晒干。用时洗净，切短段。

▶性味功效　甘，凉。清热平肝，熄风定惊，降压，抗艾滋病病毒。

▶用量　10～15 g。作煎剂宜后下。

▶验方　1. 艾滋病病毒感染，发热，头痛，头胀或头晕目眩：大叶钩藤15 g，黄芩、夏枯草、菊花、桑叶各10 g，白花蛇舌草（茜草科）、石决明（另包，先煎）各30 g。水煎服。

2. 艾滋病病毒感染，小儿不明原因发热，烦躁不安，易啼易怒，消化不良，小便短赤：大叶钩藤、薏苡仁、谷芽各10 g，黄芩、栀子、山楂、淡竹叶、蝉蜕各5 g，含羞草（含羞草科或豆科）6 g ，灯心草2 g。水煎服。

▶**附注** 大叶钩藤含钩藤碱（rhynchophylline）、异钩藤碱（isorhynehophylline）、柯诺辛（corynoxine）、柯诺辛B（corynoxine B）、oxinodole、$\beta$-谷甾醇、熊果酸（ursolic acid）、$3\beta,6\beta,23$-trihydroxyurs-12-en-28-oic acid、$3\beta,6\beta,19\beta$-trihydroxyurs-12-en-28-oic acid、表儿茶素、胡萝卜苷。

药理研究证实，大叶钩藤有抗艾滋病病毒活性的作用。大叶钩藤所含的熊果酸对艾滋病病毒-1（HIV-1）蛋白酶活性具有较强的抑制作用，还有抗肿瘤、抗突变、抗糖尿病的作用。大叶钩藤所含的钩藤总碱早期的降血压作用是通过降低外周血管阻力，后期是通过减少心输出量而引起血压下降的；心输出量的减少主要是由于心率减慢所致，对心肌并无抑制作用。大叶钩藤所含的钩藤总碱抑喘率随给药剂量的加大而增加，灌胃给药40 mg/kg组与腹腔给药10 mg/kg组的抑喘率大致相等。大叶钩藤所含的钩藤总碱用其注射液作静脉给药，能使正常大鼠心率明显减慢，也能使正常犬心率明显减慢，能预防及治疗乌头碱诱发的大鼠心律失常，能预防氯化钙诱发的大鼠心室颤动，能治疗氯化钡诱发的大鼠心律失常。大叶钩藤具有钩藤类似的降血压作用，由于其钩藤总碱含量较高，所以降血压效果较好。

# 万寿菊花

▶**来源** 菊科植物万寿菊 *Tagetes erecta* L. 的花。

▶**形态** 一年生直立草本，高40～120 cm。茎圆柱状，无毛，有细纵条棱。叶对生，少有互生；叶片长5～10 cm，宽4～8 cm，羽状分裂，裂片长椭圆形或披针形，边缘有锐锯齿，上部叶裂片的齿端常有长细芒，沿边缘有少许腺体。花黄色或橙黄色；头状花序直径5～8 cm，单个顶生，花序梗顶端棍棒状膨大；总苞杯状，长1.8～2 cm，宽1～1.5 cm；总苞片顶端有齿尖；边缘花舌状，无红色斑，舌片倒卵形，长约1.4 cm，宽约1.2 cm，基部收缩成爪，顶端微凹缺；中央花管状，长约1 cm，几与冠毛等长，顶端5齿裂。瘦果线形，有微毛，黑色或褐色，长8～10 mm，顶端有1～2个长芒和2～3个短而钝的鳞片。花期7～9月，果期秋、冬季。

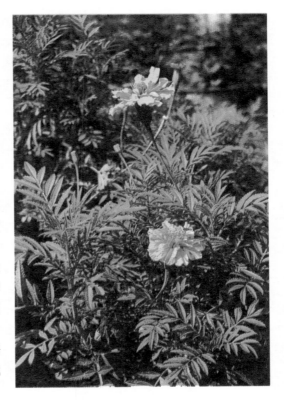

▶**生境分布**　栽培植物。我国各地有栽培，南方一些省（区）已逸为野生；热带美洲也有栽培，原产墨西哥。

▶**采收加工**　夏、秋季采收，除去杂质，晒干。用时洗净。

▶**性味功效**　苦、微辛，凉。清热平肝，祛风化痰，活血通经，抗艾滋病病毒，抗癌。

▶**用量**　3～10 g。

▶**验方**　艾滋病病毒感染，发热，怕冷，头痛，耳下腮部肿大，表面皮肤发热：万寿菊花、板蓝根各15 g，蒲公英、大青叶、金银花、海金沙草（海金沙科）各30 g。水煎服；另取万寿菊花、七叶一枝花（重楼）、金银花各适量。共研细粉，调醋外敷患处。

▶**附注**　万寿菊花含槲皮素（quercetin）、$\beta$-胡萝卜素（$\beta$-carotene）、叶黄素（lutein）、除虫菊素（pyrethrin）、堆心菊素（hele-nien）、万寿菊属苷（tagetiin）、α-三联噻吩（α-terthienyl）、菊黄质（chrysanthemax anthin）、毛茛黄质（flavoxanthin）、异堇黄质（auroxanthin）、丁香酸（syringic acid）、丁香烯（caryophyllene）、3,5-二羟基-4-甲氧基苯甲酸甲酯（methyl-3,5-dihydroxy-4-methoxy benzoate）、六氢番茄烃（phytofluene）、5,6-单环氧-β-胡萝卜素（5,6-monoepoxy-β-carotene）、胡萝卜素（carotene）、β-胡萝卜素氧化物（mutatochrome）、玉米黄素（zeaxanthin）、piperitone、piperitenone、八氢番茄烃（phytoene）。

药理研究证实，万寿菊花所含的α-三联噻吩，在远红外光下，表现出很强的抗艾滋病病毒活性。所含的槲皮素有较强抗癌活性。槲皮素可与一些致癌致突变因子相互作用而起到防癌作用，还有抗病毒作用，抗细菌作用和抗血小板聚集作用。槲皮素的抗癌作用是通过抑制细胞溶质蛋白激酶C（PKC）和胞膜酪氨酸蛋白激酶（TPK）的活性来完成的。

# 山 豆 根（广豆根、柔枝槐）

▶来源　豆科（或蝶形花科）植物越南槐 *Sophora tonkinensis* Gagnep. 的根及根茎。

▶形态　常绿灌木，高1～3 m。茎直立或蔓生状，多分枝，嫩枝有灰白色短柔毛，老枝变无毛。根粗壮，通常分叉，有2～5条，圆柱形，表面黄褐色，长达30 cm或更长，直径5～15 mm，味苦。单数羽状复叶互生，小叶5～9对，近互生或对生，上部的较大，向基部的明显渐小；小叶片椭圆形、长圆形或卵状长圆形，长1.5～2.5 cm，宽1～1.5 cm，边缘全缘，上面疏生短柔毛或近无毛，下面有紧贴柔毛；托叶极小或近于消失。花黄白色，长约6 mm；总状花序或基部分枝成圆锥状，顶生；总花梗和花序轴密生紧贴的丝质柔毛；花萼筒状，5齿裂；

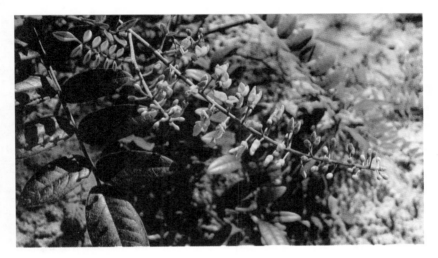

花冠蝶形，旗瓣近圆形，比其他瓣短，长约6 mm，宽约5 mm，先端凹；雄蕊10枚，花丝基部稍连合；花柱直立，无毛，柱头有画笔状疏长柔毛。荚果串珠状，长3～5 cm，直径约8 mm，稍扭曲，果皮有短柔毛，成熟时开裂成2瓣。种子卵形，黑色。花、果期5～12月。

▶**生境分布** 多生于石灰岩山的山顶、山坡、山脚石缝中。分布于我国广西、贵州、云南等省（区）；越南等地也有分布。

▶**采收加工** 秋、冬季采收，除净杂质，晒干。用时洗净，润透切薄片。

▶**性味功效** 苦，寒；有毒。清热解毒，消肿止痛，抗肿瘤，抗艾滋病病毒。

▶**用量** 3～9 g。本品有毒，内服量每剂不宜超过9 g，否则会发生中毒。

▶**验方** 1. 艾滋病病毒感染，咽喉痛，发热，咳嗽：山豆根9 g，白花蛇舌草60 g，鱼腥草、金银花各30 g，牛蒡子10 g，甘草3 g。水煎服。

2. 艾滋病病毒感染：山豆根9 g，甘草15 g。水煎服。

▶**附注** 山豆根含苦参碱（matrine）、氧化苦参碱（oxymatrine）为主、还含异戊间二烯查耳酮（isoprenyl chalcone）、金雀花碱（cytis-

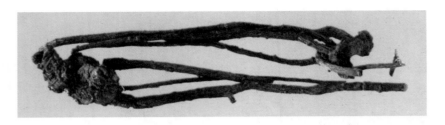

ine）、紫檀素（pterocarpin）、甲基金雀花碱（methylcytisine）、臭
豆碱（anagyrine）、槐果碱（sophocarpine）、氧化槐果碱（oxysopho-
carpine）、槐胺（sophoramine）、柔枝槐素（sophoradin）、柔枝槐
酮（sophoranone）、柔枝槐酮色烯（sophoranochromene）、柔枝槐
素色烯（sophoradochromene）、左旋朝鲜槐素（1-mauckiain）、金雀
异黄素（genistein）、sophoraflavone A、sophoraflavone B、trifolirhizin
6′-monoacetate、sapogenol H、cantoniensistriol、abrisapogenol H、
abrisapogenol C、abrisapogenol D、abrisapogenol E、wistariasapogenol
A、meliotigenin、abrisapogenol Z、subprogenin A、subprogenin B、
subprogenin C、subprogenin D、山槐素（maackiain）等。

　　药理研究证实，山豆根有抗艾滋病病毒作用，从山豆根提取的苦
参碱治疗艾滋病病毒感染有效。山豆根所含的苦参碱、氧化苦参碱、
槐果碱有抗癌和抑癌作用，异戊间二烯查耳酮有抗溃疡功效。苦参碱
还有抗生育活性，氧化苦参碱还有正性肌力作用以及抗炎、抗过敏、
抗心律失常和强心作用。由山豆根提取物制成的注射液治疗病毒性肝
炎有效，尤其降酶疗效显著，治疗慢性迁延性肝炎和慢性活动性肝炎
也有效。

# 千 里 光（九里明）

▶**来源**　菊科植物千里光 *Senecio scandens* Buch. -Ham. 的全草。

▶**形态**　多年生攀缘状草质藤本。茎有短柔毛和浅纵条纹。单叶

互生；叶片卵状披针形
或长三角形，长2.5～
12 cm，宽2～4.5 cm，
边缘有锯齿，两面均
有短柔毛；叶柄有短
柔毛。花黄色；头状
花序直径约1 cm，排成
疏散扩展的伞房花序
或复聚伞圆锥花序；
总苞圆筒状；苞片线
状长圆形；边缘为舌
状花，长圆形，长9～
10 mm，宽约2 mm；中
央为管状花，花冠管长
约5 mm，5裂；雄蕊5
枚，花药连合。瘦果圆
柱形，长约2.5 mm，有
棱，棱上有疏毛或近无
毛，顶端有白色柔软的
冠毛。花、果期8月至
次年4月。

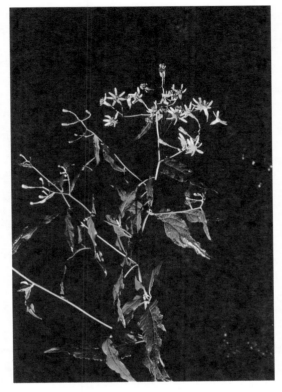

▶**生境分布**　生于山坡、溪边、林边、灌丛、园边、石山石缝
中。分布于我国陕西、浙江、江西、安徽、福建、台湾、湖北、湖
南、广东、广西、海南、四川、贵州、云南、西藏等省（区）；不
丹、尼泊尔、印度、菲律宾、日本及中南半岛等地也有分布。

▶**采收加工**　夏、秋季采收，除去杂质，鲜用或晒干。用时洗净，
切碎。

▶**性味功效**　苦，寒。清热解毒，明目，抑制艾滋病病毒。

▶**用量**　15～30 g。

▶**验方** 艾滋病病毒感染，恶寒发热，皮肤发红，出现红斑，有时出现水疱：千里光、野菊花、白花蛇舌草（茜草科）、鸡眼草（豆科或蝶形花科）、金银花藤各15 g，黄连、黄芩、板蓝根、柴胡各10 g，甘草6 g。水煎服；同时取千里光适量，水煎浓汤，外洗患处。

▶**附注** 千里光全草含氢醌（hydroquinone）、对羟基苯乙酸（*p*-hydroxyphenylacetic acid）、香草酸（vanillic acid）、水杨酸（sali-cylic acid）、焦黏酸（pyromucic acid）、生物碱、挥发油、黄酮苷。

药理研究证实，千里光有抑制艾滋病病毒作用。所含的氢醌和对羟基苯乙酸对流感杆菌、肺炎球菌、甲链球菌、卡他球菌、变形杆菌、金黄色葡萄球菌等均有抑菌作用。鲜全草对金黄色葡萄球菌、白色葡萄球菌、甲型链球菌、卡他球菌、绿脓杆菌、变形杆菌、伤寒杆菌、大肠杆菌、宋氏痢疾杆菌、志贺氏痢疾杆菌、肠炎杆菌、炭疽杆菌、猪霍乱杆菌等有抑菌作用。

# 广 藿 香（藿香）

▶**来源** 唇形科植物广藿香 *Pogostemon cablin*（Blanco）Benth. 的地上部分。

▶**形态** 多年生直立草本，高30~100 cm，揉之有浓郁香气。茎四棱形，有毛。单叶对生；叶片卵形或宽卵圆形，长4~12 cm，宽3~8 cm，边缘有锯齿，两面均有毛。花紫色或淡紫红色；轮伞花序10至多花，排成穗状花序，长4~7 cm，顶生或腋生，密生长绒毛；花萼管长6 mm以上，密生长绒毛，5齿裂；花冠唇形，比花萼长；雄蕊4枚，外伸，花丝有毛。小坚果卵球形，稍压扁，无毛。花期4月。

▶**生境分布** 栽培植物。我国台湾、福建、广东、广西、云南等省（区）有栽培；菲律宾、印度、印度尼西亚、马来西亚、斯里兰卡等地也有分布。

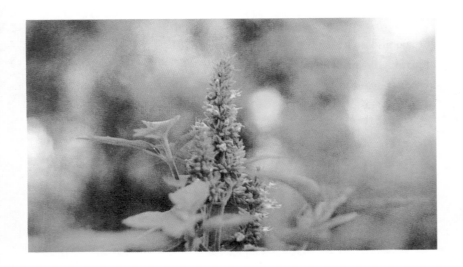

▶**采收加工** 夏、秋季采收，除去杂质，晒1～2天，堆起，用草席覆盖2天，摊开再晒干或阴干。用时洗净，切短段。

▶**性味功效** 辛，微温。疏风化湿，和胃止呕，抗艾滋病病毒。

▶**用量** 5～10 g。

▶**禁忌** 阴虚火旺，胃热作呕，温病热病忌用。

▶**验方** 艾滋病病毒感染，皮肤发痒，潮红，出现小丘疹和水疱，极痒：广藿香（后下）、石榴皮、飞扬草、苦参各等量。水煎浓汤，外浸洗患处；另取黄芩、黄柏各10 g，生地黄、泽泻各15 g，白花蛇舌草、栀子各20 g，甘草6 g。水煎服。

▶**附注** 广藿香地上部分含挥发油，油中主要含广藿香酮（pogostone）、广藿香醇（patchouli alcohol）、反式-丁香烯（trans-caryophyllene）、β-愈创木烯（β-guaiene）、α-愈创木烯（α-guaiene）、反式、反式-法呢醛（trans、trans-farnesal）、α-广藿香烯（α-patchoulene）、刺蕊草烯（seychellene）、δ-愈创木烯（δ-guaiene）、β-广藿香烯（β-patchoulene）、β-榄香烯（β-elemene injection）、β-丁香烯（β-caryophyllene）、δ-毕澄茄烯（δ-cadinene）、

广藿香二醇（patchoulan 1, 12-diol）、木栓酮、表木栓醇、齐墩果酸
（oleanolic acid）、3,3′,7-三甲氧-4,5-二羟黄酮（3,3′,7-trimethoxy-4,5-
dihydroxyflavone）、3,3′,4′,7-四甲氧-5-羟黄酮（3,3′,4′,7-tetramethoxy-5-
hydroxyflavone）、$\beta$-谷甾醇、胡萝卜苷、$\alpha$-bergamotene，eremophilene
等55种化合物。地上部分含乙酸甲酯（methyl-acetate）、3-甲基-2-丁酮
（3-methyl-2-butanone）、3-甲基-3-丁烯酮（3-methyl-3-butenone）、藿
香黄酮醇（pachypodol）、芹菜素（apigenin）、商陆黄素（ombuin）、
鼠李素（rhamnetin）、芹菜素-7-$O$-$\beta$-葡萄糖苷（apigenin-7-$O$-$\beta$-
glucoside）、芹菜素-7-$O$-$\beta$-D-（6″-对-香豆酰）-葡萄糖苷〔apigenin-7-
$O$-$\beta$-D-（6″-p-coumaroyl）-glucoside〕。

　　药理研究证实，广藿香有抗艾滋病病毒活性，还有解除胃肠道痉
挛和促进消化作用。所含的广藿香酮对金黄色葡萄球菌、甲组溶血性
链球菌、肺炎双球菌、大肠杆菌、绿脓杆菌、枯草杆菌、酵母菌、青
霉菌等有抑菌作用，其最大抑菌度为0.01%。

# 女 贞 子（女贞实）

▶**来源**　木犀科植物女贞 *Ligustrum lucidum* Ait. 的成熟果实。

▶**形态**　常绿灌木或小乔木，高4~10 m。嫩枝圆柱形，无毛。单
叶对生；叶片卵形、长卵形或椭圆形，长6~12 cm，宽4~5 cm，先端
尖，基部圆形或宽楔形，边缘全缘，两面均无毛；花白色；圆锥花序
顶生；花萼4齿裂；花冠4裂；雄蕊2枚。果实肾形或近肾形，略弯曲，
长7~10 mm，宽4~6 mm，成熟时深蓝黑色，有白粉。花期5~7月，
果期7月至次年5月。

▶**生境分布**　生于山坡疏林中或栽培于路边、庭园中。分布于我
国陕西、甘肃、山西、河南、西藏以及南方各省（区）；越南、尼泊
尔、印度、朝鲜等地也有分布。

▶**采收加工**　冬季采收，除去杂质，稍蒸或置沸水中略烫后晒

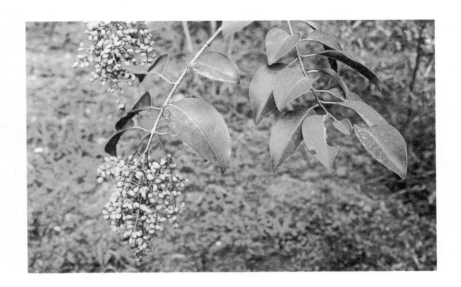

干，或直接晒干。

▶ **性味功效** 甘、苦，凉。滋补肝肾，明目乌发，抑癌，抗艾滋病病毒。

▶ **用量** 6～10 g。

▶ **验方** 1. 艾滋病病毒感染，身体虚弱，腰膝酸软：女贞子、制何首乌、墨旱莲各10 g，白花蛇舌草（茜草科）30 g，枸杞子、桑椹各15 g。水煎服。

2. 艾滋病病毒感染：女贞子、当归各10 g，绞股蓝30 g。水煎服。

▶ **附注** 女贞的果实含女贞酸（nuezhenidic acid）、特女贞苷（spec-nuezhenide）、女贞苦苷（nuezhengalaside）、对羟基苯乙醇-$\beta$-D-葡萄糖苷（p-hydroxyphenethyl-$\beta$-D-glucoside）、对羟基苯乙醇-$\alpha$-D-葡萄糖苷（p-hydroxyphenethyl-$\alpha$-D-glucoside）、齐墩果酸钠（sodium oleanolate）、硬脂酸、植物醇、齐墩果酸、熊果酸、乙酰齐墩果酸、D-甘露糖、3$\beta$-反式对羟基肉桂酰氧基-2$\alpha$-羟基齐墩果酸（3$\beta$-O-trans-p-cou-maroyl-2$\alpha$-hydroxy-olean-12-en-28-oic acid）、槲皮

素（quercetin）、芹菜素（apigenin）、19α-羟基-3-乙酰熊果酸（19α-hydroxy-3-acetyl-ursolic acid）、芹菜素-7-*O*-β-D-葡萄糖苷（cosmossin-7-*O*-β-D-glucoside）、甘露醇（mannitol）、24-达玛-烯-3β-乙酰氧基-20*S*-醇、19α-羟基-3-乙酰熊果酸、25-达玛-烯-3β,20,24-三醇、2α-羟基齐墩果酸、3β-反式对羟基桂、酰氧基-2α-羟基齐墩果酸、鼠李糖、酪醇、β-谷甾醇、ligustroside、还含9-十八烯酸、9,12-十八碳二烯酸、十六烷酸等9种脂肪酸（其中饱和脂肪酸5种，不饱和脂肪酸4种）、女贞子多糖（LLPS）、以及钾、钙、镁、钠、锌、铁、锰、铜、锂、铬、银等11种微量金属元素。女贞子油（成熟果实水蒸汽蒸馏）含有大量酯类、醇类和醚类，其次是硫酮、烃类和少量胺与醛，不含萜烃类。

药理研究证实，女贞子具有抗艾滋病病毒活性的作用。女贞子所含的熊果酸、齐墩果酸和乙酰齐墩果酸为促进免疫的有效成分。所含的齐墩果酸有抑瘤、抗肝炎、降糖、降脂作用、能增加巨噬细胞和淋巴细胞的功能、还有升白细胞的作用、临床用于治疗肿瘤放疗与化疗引起的白细胞减少症，还有保肝、抗衰防老和抑制突变的作用。女贞子多糖有显著的免疫增强作用。女贞子煎剂对金黄色葡萄球菌、变形杆菌、痢疾杆菌、大肠杆菌、伤寒杆菌有抑菌作用。

# 飞 扬 草（大飞扬草）

▶来源　大戟科植物飞扬草 *Euphorbia hirta* L. 的全草。

▶形态　一年生斜升或直立草本，高20～50 cm。新鲜茎和叶折断时有白色乳状汁液。茎单一，中部以上分枝或不分枝，有褐色或黄褐色粗硬毛。单叶对生；叶片披针状长圆形、长椭圆状卵形或卵状披针形，长1～5 cm，宽5～13 mm，先端尖或钝，基部略偏斜，边缘中部以上有锯齿，中部以下全缘或有少数锯齿，两面均有毛，下面叶脉上的毛较密；叶柄长1～2 mm；托叶钻形。花小，淡紫色；杯状聚伞花序聚生，花序多数，于叶腋处密集成头状，无梗或有极短梗；总苞钟状，有毛，边缘5裂；腺体4枚，边缘有附属物；雄花数朵；无花被；雄蕊仅1枚；雌花1朵。蒴果三棱状，有短柔毛，直径约1.5 mm。花、果期6～12月。

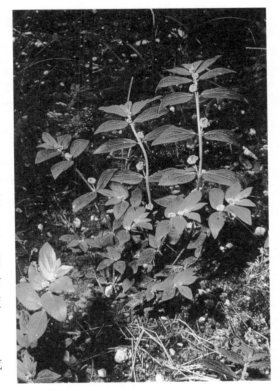

▶**生境分布**　生于旷野山坡、平地、路边、草地、耕地、灌丛。分布于我国江西、福建、台湾、湖南、广东、广西、海南、四川、贵州、云南等省（区）；世界热带、亚热带地区也有分布。

▶**采收加工**　夏、秋季采收，洗净，鲜用或晒干。用时洗净，切碎。

▶**性味功效**　辛、涩，平；有小毒。清热解毒，杀虫止痒，抗艾滋病病毒。

▶**用量**　15～30 g。

▶**验方**　艾滋病病毒感染，皮肤发红，出现绿豆大小的丘疱疹，常排列成带状，发热，食欲不振：鲜飞扬草适量，雄黄粉3 g。将飞扬草捣烂取汁，加入雄黄粉末调匀，外涂患处；同时取飞扬草、蒲公英、紫花地丁、野菊花、金银花藤各15 g，白花蛇舌草（茜草科）、广金钱草（豆科或蝶形花科）各30 g。水煎服。

▶**附注**　飞扬草全草含蒲公英赛醇（taraxerol）、蒲公英赛酮（taraxenone）、豆甾醇（stigmasterol）、谷甾醇（sitosterol）、菠菜甾醇

（spinasterol）、蒲桃醇（jambulol）、α-香树脂素（α-amyrin）、β-香树脂素（β-amyrin）、euphorblin A~E、槲皮素（quercetin）、槲皮素-3-*O*-鼠李糖苷（quercetin-3-*O*-rhamnoside）、蜂花酸（melissic acid）、β-谷甾醇（β-sitosterol）、β-香树脂醇（β-amyrin）、微量挥发油、微量生物碱。叶含没食子酸（gallic acid）、槲皮苷（quercitrin）、3,4-*di*-*O*-没食子酰奎宁酸（3,4-di-*O*-galloylquinic acid）、杨梅苷（myricitrin）、2,4,6-tri-*O*-galloyl-D-glucose、1,2,3,4,6-penta-*O*-galloyl-β-D-glucose。茎含无羁萜（friedelin）、三十一（烷）醇（hentriacontanol）、蜂花醇（melissyl alcohol）。鲜花含鞣花酸（ellagic acid）。

药理研究证实，飞扬草所含的 euphorblin E 有抗艾滋病病毒活性。所含的1,2,3,4,6-penta-*O*-galloyl-β-D-glucose 有抑制致癌物质引起的促癌作用。所含的没食子酸对菌痢有一定疗效。

## 马鞭石斛（石斛、大马鞭）

▶**来源**　兰科植物流苏石斛 *Dendrobium fimbriatum* Hook. 的新鲜或干燥茎。

▶**形态**　多年生附生草本。茎直立，无毛近圆柱形，向上渐变小，长50~150 cm，直径2~2 mm，表面有纵向槽纹，节间长2.3~4 cm。单叶互生；叶片长圆形或椭圆形，长8~15.5 cm，宽2~3.6 cm，顶端尖而不歪斜，两面均无毛，边缘全缘；叶鞘膜质，无毛。花期无叶，花黄色；总状花序生于茎顶，长约15 cm，下垂，有花6~12朵；总苞片鞘状，膜质，长约5 mm；花苞片小，长约3 mm；花被片6片，排成2轮，均花瓣状，外轮3片称萼片，内轮2片称花瓣，中间1片称唇瓣；萼片长圆形，长约1.8 cm，宽约8 mm，顶端钝，边缘全缘；萼囊近圆形，长约3 mm；花瓣与萼片同形且等长，但较宽，顶端钝，边缘啮蚀状；唇瓣近圆形，与萼片等长，有爪，两面密生短柔毛，近基部有1个肾形的深紫色块斑，边缘有复流苏；发育雄蕊1枚，与花柱、柱头合生成蕊柱。蒴果，内有多数细小种子，种皮两端常延伸成翅状。花、果期4～6月。

▶**生境分布**　附生于树上或山谷岩石上。分布于我国广西、贵州、云南等省（区）；亚热带其他地区也有分布。

▶**采收加工**　全年可采收，除去叶及杂质，鲜用或开水略烫，或烘软，再边搓边烘干或晒干。用时洗净，切碎。

▶**性味功效**　甘、淡，微寒。养阴清热，益胃生津，抗艾滋病病毒。

▶**用量**　15～30 g。

▶**验方**　同黄草石斛。

▶**附注**　流苏石斛茎含$Df_2$-A、$Df_2$-B、$Df_1$、$Df_3$共4个组分，其中组分$Df_2$-A为对羟基顺式肉桂酸直链烷基酯9个系列化合物的混合物，组分$Df_2$-B为对羟基反式肉桂酸直链烷基酯9个系列化合物的混合物，$Df_1$为豆甾醇类，$Df_3$为谷甾醇类。

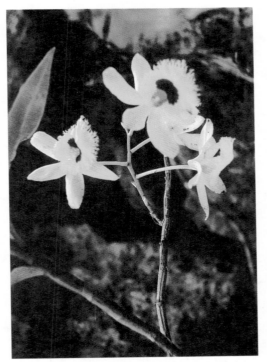

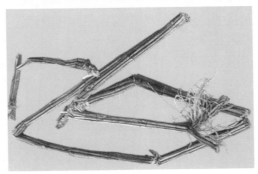

药理研究证实，马鞭石斛有抗艾滋病病毒活性的作用。

# 天 冬

▶**来源**　百合科植物天门冬 *Asparagus cochinchinensis*（Lour.）Merr. 的块根。

▶**形态**　多年生攀缘状草本。茎枝有硬刺，有棱或狭翅，无毛。根在中部或末端呈纺锤状膨大，膨大部分长3～5 cm，粗1～2 cm，肉质，外皮土黄色或灰黄色或牙白色。叶状枝（常被误认为叶）通常3枚成簇，扁平或略呈锐三棱形，镰刀状，顶端尖，长0.5～1.8 cm，宽1～2 mm，有明显脉1条。叶退化为小鳞片状，互生，线形或线状披针形，生在主茎上的鳞片状叶常变成下弯的硬刺，刺长2.5～3.5 mm，在分枝上的较短或不明显。花小，白色或淡绿色，通常1朵或2朵簇生于叶腋；花柄长2～6 mm，有关节；花披钟状，长约3 mm，花被片6片，离生；雄蕊6枚，花丝不贴生于花被片上，稍短于花被。果实球形，成熟时红色或紫红色，直径约7 mm，内含种子1粒。种子黑色。花期5～6月，果期8～10月。

▶**生境分布**　生于阴湿的山坡疏林下、林边、路边、荒地上、灌木丛中。分布于我国陕西、甘肃、河北、山西、宁夏、河南、山东、江苏、浙江、江西、安徽、福建、台湾、湖北、湖南、广东、广西、海南、四川、贵州、云南等省（区）；越南、老挝、朝鲜、日本等地也有分布。

▶**采收加工**　秋、冬季采收，除去须根，洗净，置沸水中蒸或煮至透心，趁热除去外皮，洗净，晒干。用时洗净。

▶**性味功效**　甘、苦，寒。养阴清热，润肺生津，抗艾滋病病毒，抗肿瘤。

▶**用量**　6～12 g。

▶**禁忌**　脾胃虚寒，大便溏泻者忌服。

▶**验方**　艾滋病病毒感染，肺胃燥热，干咳无痰，咽干舌燥：天

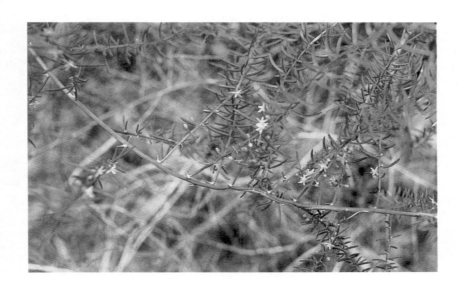

冬、麦冬、沙参、贝母各10 g，鱼腥草（三白草科）（后下）、生地黄、水蜈蚣（莎草科）各15 g。水煎服。

▶**附注**　天门冬块根含天冬多糖A、B、C、D（asparagus polysaccha-ride A、B、C、D），鼠李糖（rhamnose），葡萄糖（glucose），葡萄糖果糖，蔗糖（sucrose），天冬呋甾寡糖苷Asp-Ⅳ、Asp-Ⅴ、Asp-Ⅶ、Asp-Ⅷ，寡糖Ⅰ～Ⅶ（oligosaccharide Ⅰ～Ⅶ）分别为葡萄糖和果糖的三聚糖（trisaccharide）、四聚糖（tetrasaccharide）、五聚糖（pentasaccharide）、六聚糖（hexlasaccharide）、八聚糖（octasaccha-ride）、九聚糖（nonasaccharide）、十聚糖（decasaccharide），以及β-谷甾醇（β-sitosterol）、5-甲氧基甲基糠醛（5-methoxymethyl furfural）、雅姆皂苷元（yamogenin）、薯蓣皂苷元（diosgenin）、甲基原薯蓣皂苷（methylprotodioscin）、伪薯蓣皂苷（pseudoprotodioscin）、mucilage、异菝葜皂苷元（smilagenin）、菝葜皂苷元（sarsasapogenin）、3-O-［α-L-吡喃鼠李糖基（1→4）-β-D-吡喃葡萄糖基］26-O-（β-D-吡喃葡萄糖基）-（25R）-5,20-呋甾二烯-3β,26-

二醇｛3-*O*-［*α*-L-rhamnopyranosyl（1→4）-*β*-D-glucopyranosyl］26-*O*-（*β*-D-glucopyranosyl）-（25*R*）-furosta-5,20-dien-3*β*,26-diol｝、还含天冬氨酸（aspartic Acid）、丝氨酸（serine）、瓜氨酸（citrulline）、苏氨酸（threonine）、脯氨酸（proline）、甘氨酸（glycine）、丙氨酸（alanine）、缬氨酸（valline）、蛋氨酸（methionine）、异亮氨酸（isoleucine）、亮氨酸（leucine）、苯丙氨酸（phenylalanine）、酪氨酸（tyrosine）、谷氨酸（glutamic acid）、精氨酸（arginine）、天冬酰胺（asparagine）、组氨酸（histidine）、赖氨酸（lysine）等多种游离氨基酸。还含胡萝卜素、维生素$B_1$、维生素$B_6$、维生素C、维生素E、维生素$K_1$，以及钚、锗、镁、磷、钾、钙、锰、铁、铜、锌等无机元素。

药理研究证实，天冬有抗艾滋病病毒作用。天冬所含的天冬酰胺受有镇咳、祛痰作用。天冬还有抗肿瘤作用，对炭疽杆菌、甲型和乙型溶血性链球菌、白喉杆菌、葡萄球菌、念珠菌、絮状表面癣菌、白色隐球菌、石膏样小孢子菌、毛癣菌、溶血性金黄色葡萄球菌、肺炎双球菌、白喉杆菌、枯草杆菌等均有抑菌作用。

# 天 花 粉

▶**来源**　葫芦科植物双边栝楼 *Trichosanthes rosthornii* Harms 的根。此外，成熟果实（瓜蒌）也入药。

▶**形态**　多年生攀缘草质藤本。根块状，圆柱形，长10～20 cm，肥厚粉质，外皮淡灰黄色，有横瘤状突起，断面白色。茎有短柔毛，有时有鳞片状白斑点。卷须生于叶柄基部的一侧，细长，二至三歧。单叶互生；叶片阔卵形或近圆形，长8～12 cm，宽7～11 cm，边缘3～7深裂，通常5深裂，几达基部，裂片披针形或倒披针形，边缘有疏齿，上面有硬毛，下面无毛，有颗粒状突起。花白色，雌雄异株；苞片小，长5～16 mm，宽5～11 mm；雄花：单生或为总状花序；

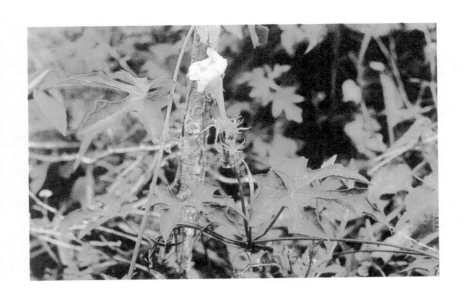

花萼5裂，裂片线形，边缘全缘，有毛；花冠5裂，裂片倒卵形，长约1.5 cm，宽约1 cm，有毛，先端有丝状流苏；雄蕊3枚，花药外向靠合，1枚1室，另外2枚2室，药室对折，花丝有毛；雌花：单生，花梗有毛，长5～8 cm，花萼筒状，长约2 cm，有毛。果实球形或椭圆形，长8～11 cm，直径7～10 cm，光滑无毛，成熟时橙黄色。种子卵状椭圆形，扁平，长15～18 mm，宽8～9 mm，厚2～3 mm，距边有一圈明显棱线。花期6～8月，果期8～10月。

▶**生境分布**　生于山坡、路边灌丛或草丛中。分布于我国陕西、甘肃、江西、湖北、湖南、广西、广东、四川、贵州、云南等省（区）。

▶**采收加工**　根：秋、冬季采收，洗净，除去外皮，切片，晒干。果实：秋季果实成熟时采收，连果梗剪下，阴干。用时洗净，分别切碎。

▶**性味功效**　根：甘、微苦，微寒。清热生津，消肿排脓，抑癌，抑制艾滋病病毒。

▶**用量**　10～15 g。

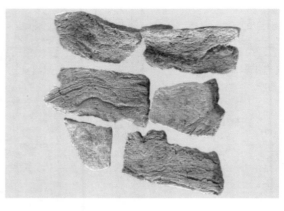

▶**禁忌** 不宜与乌头类药材同用。

▶**验方** 1. 艾滋病病毒感染，肺热燥咳，咽干口渴：天花粉、北沙参、生地黄各15 g，麦冬、天冬、白芍、金银花各12 g，桔梗10 g。水煎服。

2. 艾滋病病毒感染，肺热咳嗽，痰稠胶黏不易咯出：瓜蒌、知母、浙贝母各15 g，法半夏10 g，鱼腥草（三白草科）（后下）、白花蛇舌草（茜草科）各30 g。水煎服。

▶**附注** 双边栝楼根含蛋白质、皂苷、糖类。双边栝楼成熟果实干燥果皮含棕榈酸、木蜡酸、蜡酸、蒙坦尼酸、蜂蜜酸、L-(-)-$\alpha$-棕榈酸甘油酯、$\Delta^7$-豆甾烯醇、$\Delta^7$-豆甾烯酮-3,7-豆甾烯醇3-$O$-$\beta$-D-葡萄苷喃糖苷、栝楼酯碱（trichosanatine）。双边栝楼成熟果实种子含香草酸结晶（vanillic acid）、7-豆甾烯醇葡萄糖苷、$\alpha$-菠菜甾醇-$\beta$-D-葡萄糖苷的混合物、小麦黄素（tricin）、11-甲氧基-去甲-洋蒿宁（11-methoxy-nor-yangonin）。

药理研究证实，天花粉有抑制艾滋病病毒活性的作用，对癌细胞有一定抑制作用，对一些真菌有不同程度抑制作用，对肺炎双球菌、大肠杆菌、宋内氏痢疾杆菌、变形杆菌、绿脓杆菌、霍乱弧菌、伤寒及副伤寒杆菌均有抑制作用。

# 元 宝 草（湖南刘寄奴）

▶**来源** 藤黄科（或金丝桃科）植物元宝草 *Hypericum sampsonii*

Hance 的全草。

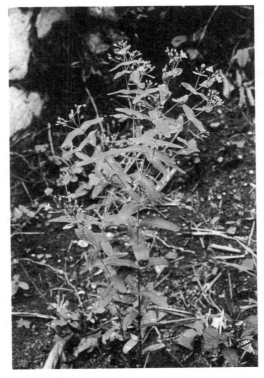

►**形态**　多年生直立草本，高30～80 cm。茎圆柱形，无毛，通常淡红褐色。单叶对生，无柄，同一对叶基部相连成一片，形似"元宝"，茎从中间穿过，两叶合计长约10 cm，宽约2 cm，先端圆，边缘全缘，两面均无毛，下面密生圆形黑色细斑点。花小，黄色；聚伞花序顶生，无毛；萼片5片，不等大，有黑色细斑点；花瓣5片；雄蕊多数，花丝合生成3束；子房上位，3室。蒴果卵圆形，无毛，长约8 mm，有囊状凸起的赤褐色腺体。花期6～7月，果期8～9月。

►**生境分布**　生于湿润的山坡草地、平地草地、路边、田边、沟边、灌丛中。分布于我国陕西、河南、江苏、浙江、江西、安徽、福建、台湾、湖北、湖南、广东、广西、海南、四川、贵州、云南等省（区）；越南、缅甸、印度、日本等地也有分布。

►**采收加工**　夏、秋季采收，除去杂质，晒干。用时洗净，切碎。

►**性味功效**　微苦、微辛，凉。调经，通络，止血，解毒，抗艾滋病病毒。

►**用量**　10～15 g。

►**禁忌**　孕妇忌服。

▶**验方** 1. 艾滋病病毒感染，月经周期基本正常，经来量多，色红质稠，咽干口燥，倦怠乏力，心悸少寐：元宝草、党参、益母草各30 g，茜草、墨旱莲、女贞子、炒槐花各15 g，白术、大蓟各10 g。水煎服。

2. 艾滋病病毒感染，月经不按周期来潮，经来或前或后，带下极多，面黄唇燥：元宝草、当归、生地黄、白芍各15 g，鲜石斛、白花蛇舌草（茜草科）各30 g，生牡蛎25 g（另包，先煎），白术、银柴胡、黑栀子、炒丹皮、炙甘草各10 g。水煎服。

▶**附注** 元宝草全草含金丝桃素（hypericin）、挥发油。

药理研究证实，元宝草所含的金丝桃素有抗艾滋病病毒活性和抑制病毒的作用。

# 五 倍 子

▶**来源** 漆树科植物盐肤木 *Rhus chinensis* Mill. 树枝、叶轴或叶柄上的虫瘿（主要由五倍子蚜 *Melaphis chinensis*（Bell）Baker 寄生而形成）。

▶**形态** 寄主盐肤木为落叶灌木或小乔木。嫩枝、叶轴、叶柄和花序轴均密生铁锈色短柔毛。单数羽状复叶互生，小叶7～13片，对生，上部的较大，下部的逐渐变小；叶轴两侧常有狭翅；小叶片卵形、椭圆状卵形或长圆形，长6～12 cm，宽3～7 cm，先端尖，基部稍不对称，边缘有锯齿，两面均有短柔毛，下面的毛较密。树枝、叶轴或叶柄上常有虫瘿（中药称五倍子）。花小，白色；圆锥花序顶生；花萼5裂；花瓣5片；雄蕊5枚。核果扁球形，直径约5 mm，有短柔毛和腺毛，成熟时红色或紫红色。花、果期8～10月。

五倍子呈不规则的囊状或菱角状，有瘤状突起或角状分枝，表面灰棕色或黄棕色，有短绒毛，质坚硬，中空，内有黑褐色五倍子蚜虫的尸体及粉状排泄物等。破折面角质样，壁厚1～2 mm，内壁平滑，浅棕色。

▶**生境分布**　盐肤木生于向阳山坡、山谷、平地、路边、溪边、疏林或灌丛中。分布于我国陕西、甘肃、宁夏、河北、山西、青海、河南、山东、江苏、浙江、江西、安徽、福建、台湾、湖北、湖南、广东、广西、海南、四川、贵州、云南、西藏等省（区）；中南半岛及印度、印度尼西亚、朝鲜、日本等地也有分布。

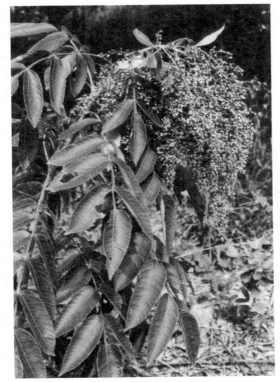

▶**采收加工**　夏季采收，放入沸水中煮3～5分钟，将内部仔蚜杀死，捞起晒干。用时洗净，敲开，除去杂质。

▶**性味功效**　酸、咸，平。固涩敛汗，止血，解毒，止痒，抗菌，抗艾滋病病毒。

▶**用量**　2～6 g。

▶**禁忌**　外感风寒或肺有实热之咳嗽及积滞未消之泻痢忌服。

▶**验方**　1. 艾滋病病毒感染，久咳不止，或咳嗽痰多：五倍子6 g，天花粉、贝母各15 g，五味子10 g。水煎服。

2. 艾滋病病毒感染，久泻不止：五倍子6 g，诃子15 g，枯矾20 g，茯苓30 g。水煎服。

3. 艾滋病病毒感染，子宫颈炎，或子宫颈糜烂：①五倍子10 g，

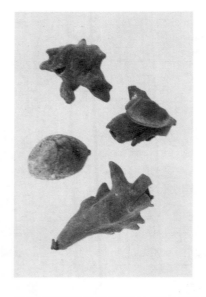

水煎服；同时取五倍子100 g，研细粉，用苦楝根皮60 g煎水，过滤，取滤液调成糊状外敷患处。②五倍子、金银花、白花蛇舌草、甘草、枯矾各等量，共研细粉，先用30%苏打水棉球拭干创面，涂2.5%碘酊，再用吹粉器将药粉喷撒于患处，每周喷1～2次。

▶附注　虫瘿（五倍子）含五倍子鞣质50%～70%、没食子酸（gallic acid）、脂肪、树脂、蜡质、淀粉等。五倍子鞣质遇酸水解则产生没食子酸和葡萄糖等。

药理研究证实，五倍子有抑制艾滋病病毒逆转录酶和抗艾滋病病毒作用。五倍子能使皮肤、黏膜、溃疡等局部的组织蛋白质凝固而呈收敛作用，能加速血液凝固而呈止血作用，能沉淀生物碱，有解生物碱中毒作用。五倍子煎剂对金黄色葡萄球菌、肺炎双球菌、乙型溶血性链球菌、伤寒杆菌、绿脓杆菌、弗氏痢疾杆菌、猪霍乱杆菌、大肠杆菌、多种革兰氏阳性及阴性菌、结核杆菌均有抑菌作用。

# 牛蒡子（大力子）

▶来源　菊科植物牛蒡 *Arctium lappa* L. 的成熟果实。

▶形态　二年生直立草本，高1～1.5 m。茎枝有疏毛及蛛丝状毛和黄色小腺点。单叶互生；基生叶丛生，叶片宽卵形，长达30 cm，宽达21 cm，边缘有锯齿，两面均有疏毛和黄色小腺点，下面灰白色或淡绿色；茎生叶与基生叶同形或近圆形。花小，紫红色；头状花序卵形或近球形，排成伞房花序或伞房状圆锥花序；总苞卵形，绿色，无毛，直径约1.5～2 cm；总苞片多层，全部总苞片近等长，长约1.5 cm，顶端有软骨质钩刺；全部为管状花，花冠管长约1.4 cm，5浅裂；外面无黄色小腺点；雄蕊5枚，花药连合，花丝分离。瘦果倒长卵形，长5～7 mm，宽2～3 mm，有不明显棱线，两侧压扁，浅褐色，有深褐色斑点，顶端有刚毛状冠毛，长约4 mm。花果期6～9月。

▶**生境分布**　生于山坡草地、路边、林边、荒地、河边湿地或栽培。分布于我国各省（区）；欧亚大陆也有分布，世界各地多有栽培。

▶**采收加工**　秋季采摘头状果序，晒干，打出果实，再晒干。用时洗净。

▶**性味功效**　辛、苦，寒。疏散风热，解毒，透疹，散结，消肿，抗艾滋病病毒。

▶**用量**　3～10 g。

▶**禁忌**　气虚便溏，痈肿已溃者忌服。

▶**验方**　1. 艾滋病病毒感染，咽喉肿痛，咳嗽：牛蒡子10 g，板蓝

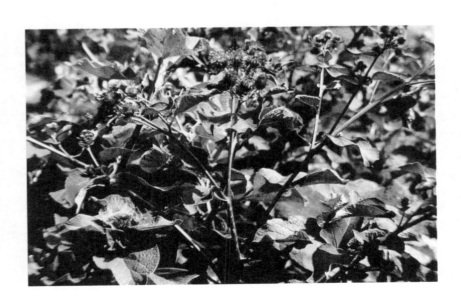

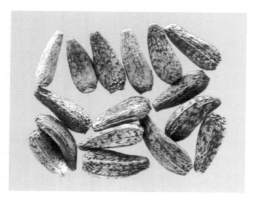

根（或南板蓝根，即马蓝根）、金银花各15 g，桔梗6 g，薄荷（另包，后下）、甘草各5 g。水煎服。

2. 艾滋病病毒感染：牛蒡子10 g，连翘、酢浆草各15 g，白花蛇舌草30 g。水煎服。

▶ **附注** 牛蒡的果实含牛蒡苷（arctiin），胡萝卜苷（daucoste-rol），牛蒡子苷元（arctigenin），罗汉松脂酚（matairesinol），牛蒡醇A、B、C、D、E、F（lappaol A、B、C、D、E、F），新牛蒡素乙（neoarctin B）。牛蒡子挥发油鉴定66种化学成分，其中$R$-胡薄荷酮和$S$-胡薄荷酮含量较高（分别为17.38%和7.59%），是主要化学成分。

药理研究证实，牛蒡子有抑制艾滋病病毒作用，体外对艾滋病病毒生长抑制率达97%～100%。牛蒡子水煎剂对溶血性金黄色葡萄球菌和致病性皮肤真菌有抑菌作用。

# 丹 参（红丹参、赤丹参、紫丹参）

▶**来源** 唇形科植物丹参 *Salvia miltiorrhiza* Bunge 的根。

▶**形态** 多年生直立草本，高30～80 cm。根肉质圆柱形，长5～20 cm，直径4～15 mm，多分枝，鲜时表面棕红色，断面肉白色，渐变粉红色，干时表面棕红色或暗棕红色。茎四方形，密生黄白色柔毛和腺毛。单数羽状复叶对生，小叶通常3～5片；小叶片卵圆形、椭圆状卵形或宽披针形，长1.5～8 cm，宽1～4 cm，边缘有圆齿，两面均有疏柔毛，下面毛较密。花紫蓝色；轮伞花序6至多朵，组成总状花序生于枝顶或叶腋，长5～17 cm；花萼钟状，长约1.1 cm，略带紫色，外面有疏柔毛和具腺长柔毛，5裂成唇形；花冠唇形，长2～2.7 cm，外面有具腺短柔毛，花冠筒常外伸并向上弯曲，上唇长12～15 mm；能育雄蕊2枚。果实为4个小坚果，小坚果椭圆形，黑色。花、果期4～9月。

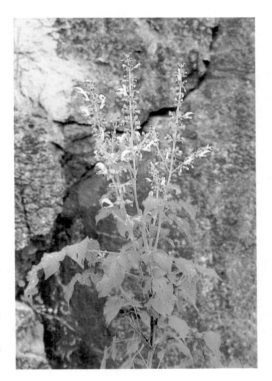

▶**生境分布**　生于湿润沟边、路边、草丛、山坡向阳处。分布于我国辽宁、陕西、山西、河北、河南、山东、江苏、浙江、江西、安徽、湖南、广西等省（区）；日本等地也有分布。

▶**采收加工**　秋季采收，除去杂质，晒干。用时洗净，润透切薄片。

▶**性味功效**　苦，微寒。祛瘀止痛，活血通经，降压，降血糖，抗肿瘤，抑制艾滋病病毒。

▶**用量**　10～15 g。

▶**禁忌**　不宜与藜芦同用。

▶**验方**　艾滋病病毒感染，恶寒发热，皮肤出现红斑，局部灼热疼痛，淋巴结发炎：丹参、金银花、紫花地丁、黄芩各15 g，白花蛇舌草（茜草科）30 g，板蓝根、牛蒡子、连翘各10 g，柴胡、桔梗、玄参、甘草各6 g，薄荷3 g（后下）。水煎服。

▶**附注**　丹参根含丹参酮Ⅰ（tanshinone Ⅰ）、丹参酮Ⅱ-A（tanshinone Ⅱ-A）、丹参酮Ⅱ-B（tanshinone Ⅱ-B）、二氢异丹参酮Ⅰ（dih-ydroi-sotanshinone Ⅰ）、丹参新酮乙（danshinxinkun B）、丹参新酮（miltirone）、去甲丹参酮（nortanshinone）、羟基丹参酮Ⅱ-A（hyd-roxytanshinone Ⅱ-A）、二氢丹参酮Ⅰ（dihydrotanshinone Ⅰ）、隐丹参酮（cryptotanshinone）、次甲丹参醌（methylenetanshinquinone）、丹参酸甲酯（methyl tanshinonate）、Ro-090680、黄芩苷（baicalin）、$\beta$-谷甾醇，熊果酸（ursolic acid）、$\beta$-谷甾醇-D-葡萄糖苷（doursterol）、原儿茶醛（protocatechuic aldehyde）、异阿魏酸（isoferulic acid）、丹参螺缩酮内酯（danshen-spiroketallactone）、（-）-二氢丹参酮Ⅰ〔（-）-dihydrotanshinone Ⅰ〕、1,2,15,16-四氢丹参醌（1,2,15,16-tetrahydrotanshinquinone）、丹参醛（tanshinaldehyde）、丹参新醌D（danshenxinkun D）、异隐丹参酮（isocryptotanshinone）、异丹参酮Ⅰ和ⅡA（isotanshinon Ⅰ、ⅡA）、鼠尾草酚（salviol）、丹参醇（tanshinol）、丹参酸（tanshinonic acid）、丹参醇A（tanshinol A）、丹参醇B（tanshinol B）和丹参新醌甲、乙、丙等。丹参根温水浸液中含迷迭香酸（rosmarinic acid）、原紫草酸（prolithospermic acid）、紫

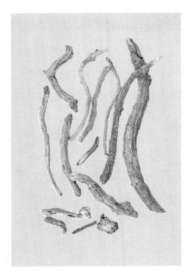

草酸（lithospermic acid）、紫草酸乙镁盐（magnesium lithospermate B）、紫草酸乙氨钾盐（ammonium potassium lithospermate B）、丹酚酸戊镁盐（magnesium salvianolate E）等6种寡聚咖啡酸类化合物。

　　药理研究证实，丹参有抗艾滋病病毒作用，丹参注射液有抑制艾滋病病毒活性的作用。丹参所含的1,2,15,16-四氢丹参醌和Ro-090680对淋巴白血病细胞P388均有较强抑制作用。所含的丹参酮有抗肿瘤作用。丹参水溶性部分有抗溃疡作用。所含的

丹酚酸A、丹酚酸B、原儿茶醛、丹参素、咖啡酸、迷迭香酸对生物膜过氧化损伤有保护作用，其中丹酚酸A尤为显著。丹参还有改善微循环、抗炎、镇静、改善前列腺素代谢、扩张冠状动脉、降血压、降血糖等作用。丹参对奥杜盎氏小芽胞癣菌、星形奴卡氏菌有抑菌作用。100%浓度对金黄色葡萄球菌、脑膜炎球菌、大肠杆菌、伤寒杆菌有抑菌作用。

# 水 田 七 （屈头鸡、水三七）

▶**来源** 蒟蒻薯科植物裂果薯 *Schizocapsa plantaginea* Hance 的根状茎。

▶**形态** 多年生草本，高15～30 cm。根状茎圆柱形，弯曲，长2～4 cm，直径1～1.5 cm，肉质，须根多数。单叶，全部基生；叶片狭椭圆形，长10～15 cm，宽3～6 cm，先端尖，基部狭，边缘波状，两面均无毛；叶柄长7～11 cm。花淡绿色或淡紫色，长约1.2 cm；伞形花序有花8～15朵；花葶长6～13 cm；总苞片4片，卵形，长1～2 cm，宽0.7～1.8 cm；小苞片线形，长5～7 cm；花被片6片，内轮3片稍比外轮3片短而宽；雄蕊6枚，花丝顶端兜状，两侧向下突出成角。蒴果近倒卵形，直径6～8 mm，顶端无花被片，成熟时3瓣开裂至基部。花、果期4～11月。

▶**生境分布** 生于沟边、浅水湿地、河旁、田埂、路边、石缝处、山谷、林下湿地。分布于我国江西、湖南、广东、广西、贵州、云南等省（区）；越南、老挝、泰国等地也有分布。

▶**采收加工** 秋季采收，洗净，晒干。用时洗净，润透，切薄片。

▶**性味功效** 苦，寒；有小毒。凉血，散瘀，消炎，止痛、抑癌，抑制艾滋病病毒。

▶**用量** 10～15 g。

▶**禁忌** 孕妇忌服。

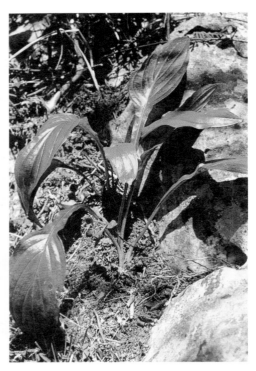

▶**验方** 艾滋病病毒感染，脾胃失和，胃脘痛，有饱闷及压迫感，神疲乏力：水田七、党参、白术各9份，七叶一枝花、黄芪、茯苓各3份，两面针根、香附、陈皮、甘草各2份。共研细粉，每次服15 g，每日服3次，开水送服。

▶**附注** 水田七含薯蓣皂苷元（diosgenine）、亚莫皂苷元（yamoge-nin、$\beta$-谷甾醇（$\beta$-sitosterol）、$C_{27}$甾体皂苷元或甾体皂苷，箭根酮内酯A（taccalonolide A）、箭根酮内酯B（taccalonolide B）、裂果薯皂苷A（lieguonin A）为亚莫皂苷元-3-$O$-$\beta$-D-吡喃葡萄糖（1→2）［$\alpha$-L-吡喃鼠李糖（1→3）］［$\alpha$-L-吡喃鼠李糖（1→4）］-$\beta$-D-吡喃葡萄糖苷，裂果薯皂苷B（lieguonin B）为亚莫皂苷元-3-$O$-$\alpha$-L-吡喃鼠李糖（1→2）［$\alpha$-L-吡喃鼠李糖（1→3）］-$\beta$-D-吡喃葡萄糖苷，裂果薯皂苷C为豆甾醇苷、豆甾醇-3-$O$-$\beta$-D-吡喃葡萄糖苷（stigmasterol-3-$O$-$\beta$-D-glucopyranoside）等。

药理研究证实，水田七有抑制艾滋病病毒活性的作用。所含的箭根酮内酯A和箭根酮内酯B对肿瘤细胞有抑制作用，并对鼠疟原虫有杀灭作用。

# 艾 叶（祁艾、艾蒿）

▶**来源**　菊科植物艾 *Artemisia argyi* Lévl. et Vant. 的叶。

▶**形态**　多年生直立草本，高50～120 cm。嫩枝叶揉烂有香气。茎有细纵棱和蛛丝状柔毛。单叶互生；茎下部叶在花开时即枯萎；茎中部叶卵形或三角状卵形，长5～8 cm，宽4～7 cm，羽状深裂或半裂，每侧裂片2～3片，裂片卵形或披针形，长2.5～5 cm，宽1.5～2 cm，边缘有1～2枚疏齿，上面有灰白色短柔毛，并有白色腺点或小窝点，下面密生灰白色蛛丝状绒毛；茎上部叶3裂或不裂。花小，紫红色或黄褐色；头状花序椭圆形，长约3 mm，无柄或近无柄，此头状花序排成穗状或复穗状花序生于枝顶；全为管状花；总苞片有蛛丝状绵毛；花冠管状，5裂；雄蕊5枚，花药连合。瘦果长圆形，细小。花、果期7～10月。

▶**生境分布**　生于空旷平地、荒地、路边、沟边、山坡、森林草原和草原地区。我国各地有分布；朝鲜、日本、俄罗斯远东地区也

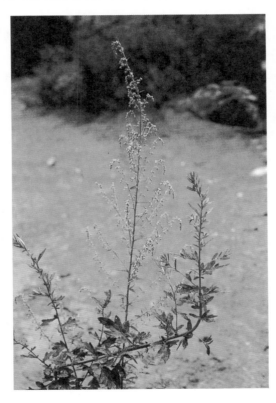

有分布。

▶**采收加工** 夏季花未开时采收，除去杂质，鲜用或晒干。用时洗净，切碎。

▶**性味功效** 辛、苦，温；有小毒。散寒止痛，温经止血，理气安胎，抗艾滋病病毒。

▶**用量** 3～10 g。

▶**验方** 1. 艾滋病病毒感染，皮肤瘙痒，低热，食欲不振：艾叶、石榴皮（安石榴科）、苦楝皮（楝科）、地肤子、白鲜皮、千里光（菊科）、苦参各适量。水煎浓汤，外洗患处。

2. 艾滋病病毒感染，月经周期基本正常，月经量多，色淡质薄，清稀如水，肢软无力，面色㿠白无华：艾叶、当归、人参（另包，冲服）、地黄、白芍各10 g，黄芪20 g，阿胶6 g（另包，烊化），炮姜炭、炙甘草各5 g，川芎3 g。水煎服。

▶**附注** 艾叶含槲皮素（quercetin）、柚皮素（naringenin）、$\beta$-谷甾醇（$\beta$-sitosterol）、豆甾醇（stigmasterol）、5, 7-二羟基-6, 3′, 4′-三甲氧基黄酮（eupatilin）、5-羟基-6, 7, 3′, 4′-四甲氧基黄酮（5-hydroxy-6, 7, 3′, 4′,-tetramethoxyflavone）、羽扇烯酮（lupenone）、黏霉烯酮（glutinone）、羊齿烯酮（fernenone）、24-亚甲基环木菠萝烷酮（24-methylenecycloartanone）、魁蒿内酯（yomogin）、1-氧代-4$\beta$-乙酰氧基桉叶-2, 11（13）-二烯-12, 8$\beta$-内酯［1-oxo-4$\beta$-acetoxyeudesma-2, 11（13）-dien-12, 8$\beta$-olide］、1-氧代-4$\alpha$-乙酰氧基桉叶-2, 11（13）-二烯-12, 8$\beta$-内酯［1-oxo-4$\alpha$-acetoxyeudesma-2, 11（13）-dien-12, 8$\beta$-olide］、棕榈酸乙酯（ethyl palmitate）、油酸乙酯（ethyl oleate）、亚油酸乙酯（ethyl linoleate）、$\alpha$-香树脂醇乙酸酯（$\alpha$-amyrin acetate）、$\beta$-香树脂醇乙酸酯（$\beta$-amyrin acetate）、$\alpha$-香树脂醇（$\alpha$-amyrin）、$\beta$-香树脂醇（$\beta$-amyrin）、无羁萜（friedelin）、西米杜鹃醇（simiarenol）、3$\beta$-甲氧基-9$\beta$,19-环羊毛甾-23（$E$）烯-25,26-二醇［3$\beta$-methoxy-9$\beta$,19-cyclolanost-23（$E$）-en-25,26-diol］、反式-苯亚甲基丁二酸（trans-phenylitaconic acid）、lupenylacetate、methylester、trans-methylester, *cis*-methylester。艾叶含挥发油0.45%～1.00%，油中主要有1, 8-桉树脑（eucalyptol，即*p*-cineol）、蒿属醇（artemisia alcohol）、异蒿属（甲）酮（isoartemisia ketone）、2-莰酮（即樟脑，camphor）、2-莰醇（即冰片，camphol）、石竹烯（caryophyllene）、*α*-荜澄茄烯（*α*-cubebene）、*α*-侧柏烯（*α*-thujene）、1, 8-桉叶素（1, 8-cineole）、芳樟醇（linalool）、优葛缕酮（eucarvone）、龙脑（borneol）、异龙脑（isoborneol）、香荆芥酚（carvacrol）、乙酸乙酯（ethyl acetate）、2, 4（8）-对蓋二烯〔2, 4（8）-*p*-menthadiene〕、*β*-蒎烯（*β*-pinene）、*α*-蒎烯（*α*-pinene）、香叶烯、*β*-香叶烯、乙酸龙脑酯，松油醇-4，柠檬烯（limonene，含量最高，为11.94%）、*α*-萜品烯醇（*α*-terpineol）、萜品烯醇-4（terpin-eol-4）、*β*-丁香烯（*β*-caryophyllene）等96种化合物。还含镍（Ni）、钴（Co）、铝（Al）、铬（Cr）、硒（Se）、铜（Cu）、锌（Zn）、铁（Fe）、锰（Mn）、钙（Ca）、镁（Mg）等多种元素。

药理研究证实，艾叶有抗艾滋病病毒活性和镇咳、平喘、祛痰、消炎作用。所含的槲皮素有抗癌活性，还有抗病毒、抗细菌的作用。所含的*β*-谷甾醇和5, 7-二羟基-6, 3′, 4′-三甲氧基黄酮对抑制血小板聚集有显著作用。*β*-丁香烯整体灌胃给药，对药物性哮喘有较好的平喘作用，*α*-萜品烯醇和萜品烯醇-4也有平喘作用。艾叶挥发油具有支气管扩张、镇咳、祛痰和平喘作用。艾叶对炭疽杆菌、*α*-溶血链球菌、*β*-溶血链球菌、白喉杆菌、假白喉杆菌、肺炎双球菌、金黄色葡萄球菌、柠檬色葡萄球菌、白色葡萄球菌、枯草杆菌等均有抑菌作用。艾叶水煎剂、水浸剂及艾叶熏法均对致病性皮肤真菌有抑菌作用。艾叶挥发油对皮肤有轻度刺激性，可引起发热、潮红等。

# 石 榴 皮（安石榴皮）

▶**来源**　石榴科植物石榴 *Punica granatum* L. 的果皮。

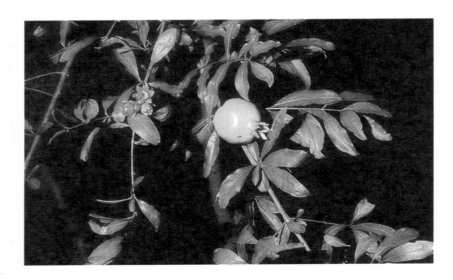

▶**形态** 落叶灌木或小乔木，高3～5 m。枝端常有锐刺，嫩枝四棱形，无毛，老枝圆柱形。单叶，通常对生或丛生；叶片长圆形、长圆状披针形或长倒卵形，长2～9 cm，宽1～3 cm，先端尖，基部狭，边缘全缘，两面均无毛。花大，红色，1～5朵生于枝顶或侧枝顶端；花萼钟状，长2～3 cm，通常红色或淡黄色，裂片5～9片，卵状三角形，背面顶部有一黄绿色腺体，边缘有小乳突；花瓣5～9片，长1.5～3 cm，宽1～2 cm，顶端圆；雄蕊多数，花丝分离。果实近球形，浆果状，直径5～12 cm，通常淡红褐色或淡黄绿色，顶端有宿存的萼裂片，果皮肥厚，革质，内含多数种子。种子有棱角，由带透明的红色、粉红色或白色囊状肉质种皮包围，可食。花期夏季，果熟期秋季。

▶**生境分布** 栽培植物。我国各地有栽培。原产伊朗及其邻近地区。

▶**采收加工** 秋季采收，洗净，晒干。用时洗净，切碎。

▶**性味功效** 酸、涩，温；有小毒。收敛，止泻，止血，驱虫，抗艾滋病病毒，抗肿瘤。

▶**用量** 10～15 g。

▶**验方** 1. 艾滋病病毒感染，久痢有湿热，毒热内蕴：石榴皮

20 g，白花蛇舌草（茜草科）30 g，黄芩、黄连各10 g，滑石、茯苓、金银花、蒲公英各15 g。水煎服。

2. 艾滋病病毒感染，生殖器局部出现多个丘疹、小水疱，瘙痒：石榴皮、茵陈蒿各10 g，薏苡仁、白花蛇舌草各30 g，板蓝根、蒲公英、败酱草各15 g。水煎服；同时取石榴皮60 g，黄柏、野菊花、马齿苋（马齿苋科）各30 g。水煎浓汤，每次外洗敷患处约15分钟，每日2次。

▶附注　石榴果皮含石榴皮鞣质（punicalin）、2,3-*O*-连二没食子酰石榴皮鞣质（punicalagin）、熊果酸（ursolic acid）、桦皮酸、异槲皮苷（isoquercetrin）、苹果酸、石榴皮苦素B（granatin B）等。

药理研究证实，石榴皮所含的石榴皮鞣质和2,3-*O*-连二没食子酰石榴皮鞣质均表现明显的抗艾滋病病毒在 H$_9$ 细胞中的增殖及抑制艾滋病病毒复制活性的作用。所含的熊果酸能对艾滋病病毒 I 型蛋白酶活性有较强的抑制作用，还有抗肿瘤作用。石榴皮在体外实验中有明显抗生殖器疱疹病毒（HSV-2）作用。中、小剂量石榴皮栓剂对阴道黏膜无影响。石榴皮煎剂有使寄生虫的肌肉陷于持续收缩作用，故有驱虫效果。石榴皮对绿脓杆菌、结核杆菌、伤寒杆菌、痢疾杆菌及各种皮肤真菌均有抑菌作用。

# 石岩枫叶（杠香藤叶、山龙眼叶）

▶来源　大戟科植物石岩枫 *Mallotus repandus*（Willd.）Muell. -Arg. var. chrysocarpus（Pamp.）S. M. Hwang 的叶或地上部分。

▶形态　直立灌木或攀缘状灌木，通常高2～5 m。嫩枝密生黄色星状柔毛，老枝无毛。根粗壮。单叶互生；叶片卵形或椭圆状卵形，长4～8 cm，宽2.5～5 cm，先端尖，基部平截或圆形或微心形，两侧各有腺体1枚，边缘全缘或波状，嫩叶两面均有星状柔毛，老叶仅下面叶脉有毛并有黄色颗粒状腺体，基出脉3条，每边有侧脉4～5条；叶柄长2～6 cm，密生黄色星状柔毛；托叶小。花小，无花瓣；雌雄异株；

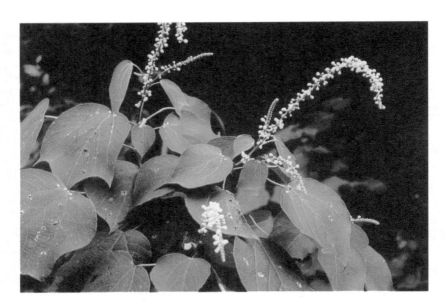

总状花序有分枝，花序梗细长，和花梗均密生黄色星状柔毛；雄花序顶生，少有腋生，长5～15 cm；雄花：花萼裂片3～4片，外面有毛；雄蕊多数；雌花序顶生，长5～8 cm；雌花：花萼裂片5片，外面有毛和颗粒状腺体；子房3室。蒴果近球形，直径0.5～1 cm，密生黄褐色粉末状星状柔毛和颗粒状腺体。种子卵形，黑色，光滑，直径约5 mm。花期3～5月，果期8～9月。

▶**生境分布**　生于山地疏林中、林边、山坡灌丛中。分布于我国陕西、江苏、浙江、江西、湖北、湖南、四川、贵州、云南、福建、安徽、台湾、广东、广西、海南等省（区）；亚洲南部和东南部各地也有分布。

▶**采收加工**　夏、秋季采收，除去杂质，鲜用或晒干。用时洗净，切碎。

▶**性味功效**　苦、微辛，温；有小毒。活血祛风，舒筋活络，解毒消肿，抗艾滋病病毒，抗肿瘤。

▶**用量**　10～15 g。

▶**禁忌** 本种果实有毒，忌内服。

▶**验方** 1. 艾滋病病毒感染，颈部一侧或两侧有多数淋巴结发生肿大，较硬而不痛：石岩枫叶、玄参、海带、海藻各15 g，夏枯草、蒲公英、牡蛎、白花蛇舌草（茜草科）各30 g，大葵子（毛茛科）10 g。水煎服；同时取七叶一枝花（重楼）（百合科或延龄草科）60 g，研细粉，用醋或蜂蜜调敷患处。

2. 艾滋病病毒感染，皮肤瘙痒，潮红，出现小丘疹和水疱，极痒，抓破后流黄水：石岩枫叶、飞扬草（大戟科）、石榴皮（安石榴科）、穿心莲（爵床科）、五倍子、百部各等量。水煎浓汤，外洗敷患处；同时取石岩枫叶、龙胆草各10 g，黄芩、栀子、柴胡、生地黄、泽泻各15 g，甘草6 g。水煎服。

▶**附注** 石岩枫叶或地上部分含石岩枫酸A（repandusinic acid A），石岩枫酸B（repandusinic acid B），石岩枫鞣质（repandusinin），石岩枫亭鞣质（mallotinin），熊果酸（ursolic acid），葡萄糖没食子鞣苷（glucogallin），石榴叶鞣质（punicafolin），老鹳草鞣质（geraniin），丁香色原酮（eugenin），鞣云实精（corilagin），夫罗星鞣质（furosin），野桐鞣酸（mallotusinic acid），野桐酸（mallotinic acid），石岩枫氰吡酮（mallorepine），短叶老鹳草素-1-羧酸（brevifolin carboxylic acid），石岩枫二萜内酯A、B、C、D（mallotucin A、B、C、D），3$\beta$-羟基-13$\alpha$-乌苏烷-28,12$\beta$-内酯（3$\beta$-hydroxy-13$\alpha$-ursan-28,12$\beta$-olide），3$\beta$-羟基-（13$\alpha$-乌苏烷-28,12$\beta$-内酯）苯甲酸酯［3$\beta$-hydroxy-（13$\alpha$-ursan-28,12$\beta$-olide）benzoate］，3$\alpha$-羟基-13$\alpha$-乌苏烷-28,12$\beta$-内酯（3$\alpha$-hydroxy-13$\alpha$-ursan-28,12$\beta$-olide），羽扇豆醇（lupeol），蒲公英赛醇（taraxerol），无羁萜（friedelin），$\alpha$-香树脂醇（$\alpha$-amyrin），岩白菜素（bergenin）等。

药理研究证实，石岩枫叶所含的石岩枫酸（repandusinic acid）有抑制艾滋病病毒Ⅰ型逆转录酶活性的作用，所含的熊果酸对艾滋病病毒Ⅰ型蛋白酶活性有较强的抑制作用，还有抗肿瘤和抗氧化以及抗炎等作用。

# 叶 下 珠（珍珠草）

▶**来源**  大戟科植物叶下珠 *Phyllanthus urinaria* L. 的全草。

▶**形态**  一年生直立草本，高15～40 cm。茎有翅状纵棱，上部有一纵向排列的疏短毛。单叶互生；叶片长圆形或倒卵形，长4～10 mm，宽2～5 mm，顶端钝圆或急尖，上面绿色，下面灰绿色，边缘全缘，有1～3列粗毛；叶柄极短；托叶卵状披针形，长约1.5 mm。花小，红褐色，雌雄同株；雄花2～4朵簇生于叶腋；萼片6片；花瓣缺；雄蕊3枚，花丝合生；雌花单朵生于叶腋；萼片6片；花瓣缺；花柱3枚，分离。蒴果圆球形，排列于叶片下面，直径约2 mm，成熟时红色，表面有小凸刺，有宿存的花柱和萼片。花期4～6月，果期7～11月。

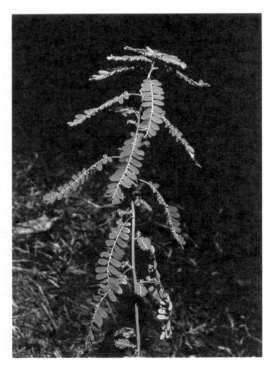

▶**生境分布**  生于湿润的空旷平地、路边、园边、耕地、草地、旱田、山坡。分布于我国陕西、山西、河北、江苏、浙江、江西、安徽、福建、台湾、湖北、湖南、广东、广西、海南、四川、贵州、云南等省（区）；中南半岛及印度、斯里兰卡、印度尼

西亚、南美等地也有分布。

▶**采收加工** 夏、秋季采收，除净杂质，晒干。用时洗净，切碎。

▶**性味功效** 苦、甘，凉。利湿，解毒，健脾消积，清肝明目，抑制艾滋病病毒。

▶**用量** 15～30 g。

▶**验方** 艾滋病病毒感染，食欲不振，低热，乏力，恶心，呕吐，小便颜色加深：叶下珠、白花蛇舌草（茜草科）、马鞭草（马鞭草科）、茵陈蒿、白茅根各30 g，板蓝根、金银花、连翘各15 g，栀子、柴胡各10 g，大黄（后下）、甘草各6 g。水煎服。

▶**附注** 叶下珠含短叶苏木酚酸甲脂（methyl brevifolincarboxylate）、去氢诃子次酸三甲脂（trimethyl dehydrochebulic acid）、正十八烷（octadecane）、β-谷甾醇（β-sitosterol）、鞣花酸（ellagicacid）、胡萝卜苷（daucosterol）、山奈酚（kaempferol）、槲皮素（quercetin）、没食子酸（gallic acid）、芸香苷（rutin）、丁二酸（su-ccinic acid）、3,3′,4-三〇甲基并没食子酸（3,3′,4-triomethylellagic acid）、正卅烷醇（triacontanol）、豆甾醇（stigmasterol）、羽扇豆醇［lup-20（29）-en-3-ol］、正三十二烷酸（dotriacontanoic acid）、豆甾醇-3-*O*-β-D-葡萄糖苷（stigmasterol-3-*O*-β-D-glucoside）、阿魏酸、鞣云实素（corilagin）、异小木麻黄素（isostrictinin）、老鹳草素（geraniin）、十八碳烯酸乙酯（ethyl octadecenoate）、原儿茶酸（protocatechuic acid）、短叶苏木酚（brevifolin）、柯里拉京（corilagin）、鞣花单宁（ellagitannin、其结构为1-*O*-galloyl-3,6-*O*-HHDP-2,4-*O*-dehydroxymethyl-chebuloyl-β-*D*-glucopyranose)、焦倍酚（pyrogallol）、咖啡酸（caffeic acid）、短叶苏木酚酸（brevifolincarboxylic acid）等。

药理研究证实，叶下珠提取物有抑制艾滋病病毒活性和抗乙肝病毒活性的作用。叶下珠对鸭乙肝病毒（DHBV）逆转录酶及人肝癌细胞具有明显的抑制作用，对化学性及CCl₄（四氯化碳）损伤的肝细胞有保护作用，还能使鸭血清中鸭乙型肝炎病毒脱氧核糖核酸（DHBV DNA）滴度下降。叶下珠水提物皮下给药高剂量（50 mg/kg，ig bid

10 d）和低剂量（10 mg/kg，ig bid　10 d）均能明显抑制DHBsAg的表达，转阴率分别为64%和46%。

# 仙 鹤 草

▶**来源**　蔷薇科植物龙芽草 *Agrimonia pilosa* Ledeb. 的地上部分。

▶**形态**　多年生直立草本，高0.5～1 m。根茎棕褐色，基部常有数个地下芽。茎绿色或老时带红色，有短柔毛和长柔毛。单数羽状复叶互生，通常有小叶3～4对，小叶间杂有叶状的小型裂片，与小叶成大小相间排列；小叶片倒卵形或倒卵状披针形，长1.5～5 cm，宽1～2.5 cm，

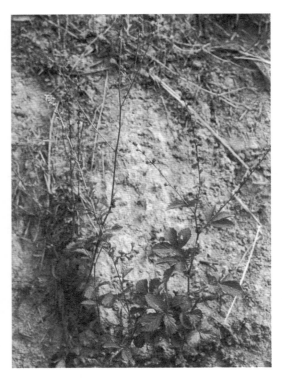

边缘有锯齿，两面均有毛，下面有细小黄色腺点；托叶镰刀形，边缘有锯齿。花黄色，直径6～9 mm；总状花序生于枝顶或上部叶腋；萼筒陀螺形，顶端有数层钩刺；萼片5片，三角状卵形；花瓣5片，长圆形，黄色；雄蕊5～15枚。果实倒卵状圆锥形，外面有10条纵肋，有疏柔毛，顶端有数层钩刺，幼时钩刺直立，老时向内靠合，连钩刺长7～8 mm，最宽处直径3～4 mm。花、果期5～12月。

►**生境分布** 生于向阳的山坡、林边、沟边、路边、平原草地、村边较湿润处。分布于我国各省（区）；越南、朝鲜、日本、蒙古、俄罗斯及欧洲中部也有分布。

►**采收加工** 夏、秋季采收，除去杂质，晒干。用时洗净，切短段。

►**性味功效** 苦、涩，平。收敛，止血，止痢，抗癌，抑制艾滋病病毒。

►**用量** 6～15 g，大剂量30～60 g。

►**验方** 艾滋病病毒感染，尿血，齿龈出血：仙鹤草、白茅根、海金沙草（海金沙科）、白花蛇舌草（茜草科）各30 g，栀子、车前草各15 g。水煎服。

►**附注** 龙芽草地上部分含槲皮素（quercetin），木犀草素-7-葡萄糖苷（leuteoin-7-glu-coside），芹菜素-7-葡萄糖苷（apigenin-7-glucoside），没食子酸（gallic acid），鞣花酸（ellagic acid），咖啡酸（caffeic acid），（2*S*,3*S*）-（−）-花旗松素-3-葡萄糖苷［（2*S*,3*S*）-（−）-taxifolin-3-glucoside］，（2*R*,3*R*）-（+）-花旗松素-3-葡萄糖苷［（2*R*,3*R*）-（+）-taxifolin-3-glucosi-de］，金丝桃苷（hyperoside）。全草含仙鹤草素（agrimonine），仙鹤草内酯（agrimonolide），仙鹤草酚A、B、C、D、E（agrimol A、B、C、D、E），熊果酸（ursolic acid），大波斯菊苷（cosmosiin），单宁（tannins），挥发油等。

药理研究证实，仙鹤草所含的槲皮素、木犀草素和熊果酸有抑制艾滋病病毒复制活性的作用。仙鹤草水提物对小鼠肉瘤$S_{180}$和艾氏癌实体瘤均有较好抑制作用，水提醇沉提取物抑瘤率高于正丁醇提取物。以人体癌细胞株为供试体，仙鹤草提取物对肠腺癌细胞株和肝癌细胞株均有抑制作用。仙鹤草的水煎酒沉制剂在一定浓度范围内有良好的抗体外血栓形成作用。仙鹤草酚A、B、C、D、E有抗疟作用。仙鹤草素有较好的止血作用。仙鹤草煎剂对金黄色葡萄球菌、大肠杆菌、福氏痢疾杆菌、伤寒杆菌、绿脓杆菌有抑菌作用，对人型结核杆菌有完全抑菌作用。仙鹤草酚有驱绦虫作用。单宁有抗疱疹的活性作用。

# 白 头 翁

▶来源 毛茛科植物白头翁 *Pulsatilla chinensis*（Bge.）Regel 的根及根状茎。

▶形态 多年生草本，高10～30 cm，全株有白色长柔毛。主根粗大圆锥形，略扭曲，表面黄褐色，粗糙，有纵纹；根状茎粗0.8～1.5 cm。基生叶丛生，花期时较小，结果后增大，3出复叶，小叶再分裂，侧生全裂片2深裂，中间全裂片3深裂，末回裂片卵形，先端有1～3个不规则浅裂，上面疏生白色柔毛，下面密生白色长柔毛；叶柄长，基部较宽或成鞘状。

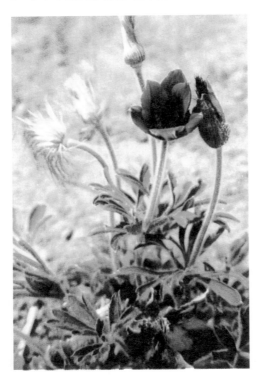

花紫色或蓝紫色，直径3～4 cm，单朵顶生，先叶开放；总苞由3枚小苞片组成，苞叶通常3深裂，基部合生抱茎；花被片5～6片，卵状长圆形，长约3 cm，宽约1.5 cm，外面有白色柔毛；雄蕊多数，花药黄色，花丝白色，最外面的雄蕊变为退化雄蕊；雌蕊多数，花柱丝状，密生白色长毛。瘦果多数集生成聚合果；直径9～12 cm；瘦果有长柔毛，宿存花柱长3.5～6.5 cm，长羽毛状，银白色，似老头白发，故名白头翁。花、果期4～6月。

▶**生境分布** 生于阳光充足的平原、山坡、荒坡、草丛中、田野间、干旱多石坡地、村边。分布于我国陕西、甘肃、宁夏、山西、河北、内蒙古、吉林、辽宁、黑龙江、河南、山东、江苏、安徽等省（区）；朝鲜、俄罗斯远东地区也有分布。

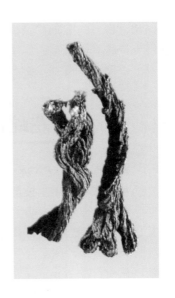

▶**采收加工** 春季花开前或秋季采收，除去地上部分，保留根头部白色柔毛，去净泥土，晒干。用时洗净，切碎。

▶**性味功效** 苦，寒。清热，解毒，凉血，抑癌，抗艾滋病病毒。

▶**用量** 10～15 g。

▶**禁忌** 虚寒泻痢者忌服。

▶**验方** 1. 艾滋病病毒感染，发热，腹痛，里急后重，腹泻脓血便：白头翁、黄柏、苦参、地榆各15 g，马齿苋（马齿苋科）、白花蛇舌草（茜草科）各30 g。水煎服。

2. 艾滋病病毒感染，腹痛，里急后重，泻下脓血，肛门灼热，赤多白少，渴欲饮水：白头翁、黄芩各15 g，黄柏、仙鹤草各10 g，黄连6 g。水煎服。

▶**附注** 白头翁根及根状茎含白头翁素（anemonin）、胡萝卜苷（daucosterol）、白头翁皂苷A$_3$（pulchinenoside A$_3$）、白头翁皂苷B（pulchinenoside B）、白头翁皂苷B$_4$（pulchinenoside B$_4$）、白头翁糖蛋白、3-$O$-$\alpha$-L-吡喃鼠李糖-（1→2）-$\alpha$-L-吡喃阿拉伯糖-3$\beta$,23-二羟基-$\Delta^{20(29)}$-羽扇豆烯-28-酸［3-$O$-$\alpha$-L-rhamnopyranosyl-（1→2）-$\alpha$-L-arabinopyranosyl-3$\beta$,23-dihydroxylup-20（29）-en-28-oic acid］。

药理研究证实，白头翁有抗艾滋病病毒活性的作用。白头翁醇提物口服毒性小，有较高抑瘤和提高免疫功能的作用。白头翁糖蛋白对小鼠腹腔巨噬细胞有免疫增强作用。白头翁有镇静、镇痛、抗痉挛的作用。白头翁煎剂对金黄色葡萄球菌、绿脓杆菌、枯草杆菌、大肠杆菌、皮肤真菌有抑菌作用，还能抑制流感病毒和阿米巴原虫的生长，并能杀灭阴道滴虫（最低有效浓度为2 mg/ml）。

# 白花蛇舌草（蛇舌草、蛇利草）

▶**来源**　茜草科植物白花蛇舌草 *Hedyotis diffusa* Willd. 的全草。

▶**形态**　一年生披散草本。茎纤细，圆柱形，无毛，分枝多，基部卧地，上部斜升，通常高10～20 cm。单叶对生，无柄；叶片条形，长1～3 cm，宽1～3 mm，边缘全缘，两面均无毛，仅有1条中脉；托叶长1～2 mm，基部合生，顶端芒尖。花小，白色，单朵或2朵生于叶腋，花梗长2～5 mm，少数长达10 mm；花萼管球形，顶部4裂，裂片长约2 mm，无毛；花冠筒状，无毛，长约3 mm，顶部4裂，裂片长约2 mm；雄蕊4枚。蒴果扁球形，直径2～3 mm，无毛，顶部有宿存的萼裂片。种子细小，淡棕黄色。花、果期7～10月。

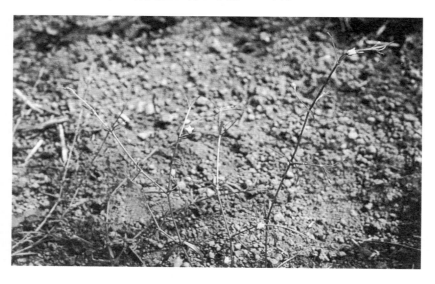

▶**生境分布** 生于水田田埂、湿润的空旷地、路边及草地的潮湿处、园边、水沟边。分布于我国江苏、浙江、江西、安徽、福建、台湾、湖北、湖南、广东、广西、海南、四川、贵州、云南等省（区）；亚洲热带其他地区也有分布。

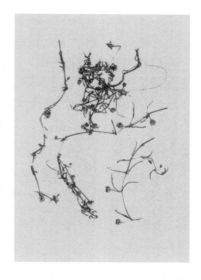

▶**采收加工** 夏、秋季采收，除去杂质，洗净，鲜用或晒干。用时洗净，切碎。

▶**性味功效** 苦、甘，寒。清热利尿，抗菌消炎，凉血解毒，抗癌，抑癌，抗艾滋病病毒。

▶**用量** 30～60 g。

▶**验方** 1. 艾滋病病毒感染：白花蛇舌草60 g，蒲公英、绞股蓝（葫芦科）、板蓝根各15 g。水煎服。

2. 艾滋病病毒感染，小便不利：白花蛇舌草、海金沙（海金沙科）、银花藤各30 g，车前草、泽泻各15 g。水煎服。

▶**附注** 白花蛇舌草含4,4′-二羟基-$\alpha$-古柯间二酸（4, 4′-dihydroxy-$\alpha$-truxillic acid）、熊果酸（ursolic acid）、齐墩果酸（oleanolic acid）、多糖（含有葡萄糖、半乳糖、木糖和阿拉伯糖）、豆甾醇（stigmasterol）、$\beta$-谷甾醇（$\beta$-sitosterol）、$\beta$-谷甾醇-$\beta$-D-葡萄糖苷（$\beta$-sitosterol-$\beta$-D-glucoside）、对-香豆酸（p-coumaric acid）、车叶草苷（asperuloside）、车叶草苷酸（asperulosidic acid），鸡屎藤次苷（scandoside）、鸡屎藤次苷甲酯（scandoside methyl ester）、6-O-p-coumaroyl scandoside methyl ester、6-O-p-methoxycinnamoyl scandoside methyl ester、6-O-feruloyl scandoside methyl ester、geniposide acid, deacetylasperu-losidic acid methyl ester、2-methyl-3-hydroxyanthraquinone、2-methyl-3-hydroxy-4-methoxyanthraquinone,

2-methyl-3-methoxyanthraquinone。

药理研究证实，白花蛇舌草具有抗艾滋病病毒作用和抗癌作用。以人体癌细胞株为供试体，白花蛇舌草提取物对肠腺癌株细胞和肝癌细胞株有抑制作用。白花蛇舌草对小鼠前胃鳞状上皮癌变有阻断作用。白花蛇舌草对肿瘤放射疗法后有保护作用。白花蛇草所含的多糖有免疫作用。

# 百 合（白花百合）

▶**来源** 百合科植物野百合 *Lilium brownii* F. E. Brown ex Miellez 的鳞茎。

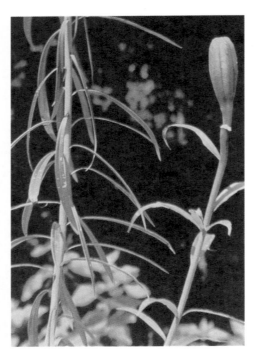

▶**形态** 多年生直立草本，高约1 m。鳞茎由多数肉质鳞片组成，近球形，白色，直径2～5 cm；鳞片披针形，长1.8～4 c m，宽0.8～1.4 c m。茎圆柱形，直径约5 mm，无毛。单叶，无柄，散生；叶片倒披针形、倒卵形或披针形，少有条形，长7～15 cm，宽1～2.5 cm，先端尖，基部狭，边缘全缘，两面均无毛，有5～7条显著的纵向叶脉。花乳白色，长约16 cm，单朵或数朵排成近伞形生于茎顶；花梗长3～10 c m；花冠喇叭形，无斑点，6裂，裂片倒披针形，宽2～3 cm，先端钝而外弯，基部渐狭而有蜜腺，蜜腺两边有乳头状突起；雄蕊6枚，花丝中部以下密生柔毛。蒴果长圆形，长4.5～6 cm，宽约3.5 cm，有棱。种子多数，扁平，有膜质翅。花期5～6月，果期9～10月。

▶**生境分布** 生于山坡、溪谷旁灌木林下、石缝中，路边。分布于我国陕西、甘肃、河南、浙江、江西、安徽、福建、湖北、湖南、广东、广西、海南、四川、贵州、云南等省（区）。

▶**采收加工** 秋、冬季采收，洗净，剥取鳞片，用沸水烫或微蒸后，清水洗去黏液，晒干或烘干。用时洗净。

▶**性味功效** 甘，微寒。润肺止咳，清心安神，抗艾滋病病毒。

▶**用量** 6～15 g。

▶**验方** 艾滋病病毒感染，干咳少痰，或咳嗽痰血，阴虚火旺，手足心热：百合、生地黄各15 g，仙鹤草、白花蛇舌草（茜草科）各20 g，玄参、白芍、麦冬、甘草、桔梗各10 g。水煎服。

▶**附注** 鳞茎含淀粉、蛋白质、脂肪、微量秋水仙碱（colchicine）。药理研究证实，百合有抗艾滋病病毒的作用。

# 当 归

▶**来源** 伞形科植物当归 *Angelica sinensis*（Oliv.）Diels 的根。

▶**形态** 多年生直立草本。根肥大肉质，圆柱状，有3～5条分枝或更多，棕色或黄褐色，有浓郁香气。茎无毛，带紫色，有纵深沟纹。叶互生，二至三回羽状复叶，末回裂片卵形或卵状披针形，边缘有缺刻状锯齿或2～3浅裂，上面和边缘有细毛；叶柄基部膨大成鞘状，抱茎。花白色；复伞形花序顶生；总苞片2片或无总苞片；小总苞片2～4片，线形；萼齿5片；花瓣5片；雄蕊5枚。果实椭圆形，果棱线形，侧棱成薄翅。花、果期6～9月。

▶**生境分布** 栽培植物。甘肃、云南、四川、贵州、湖北、陕西

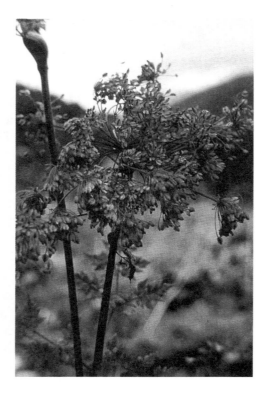

等省为主要栽培地，一些地区也有引种栽培。

▶**采收加工** 秋末采收，除净泥土及杂质，置通风处晾干几天后，捆成小把，上棚，用烟火慢慢熏干。用时洗净，切薄片。

▶**性味** 甘、辛，温。补血活血，调经止痛，润肠通便，抑制艾滋病病毒。

▶**用量** 5～10 g。

▶**验方** 1.艾滋病，面色苍白，头晕目眩，心悸气短，四肢倦怠，食欲不振：当归、白芍、茯苓各10 g，黄芪30 g，人参（另包，冲服）、白术、熟地黄各9 g，川芎、生姜各6 g，炙甘草3 g，大枣5枚。水煎服。

2.艾滋病病毒感染，手足厥冷，肢体痹痛，妇女月经不调，腰腹冷痛：当归、桂枝、白芍各9 g，艾叶15 g，细辛、通草、炙甘草各6 g，大枣6枚。水煎服。

3.艾滋病病毒感染，发热盗汗，心烦唇燥，面赤口干，大便干结，小便黄赤：当归、生地黄、黄芩、黄柏、黄连、熟地黄各10 g，白花蛇舌草、黄芪各30 g。水煎服。

▶**附注** 当归的根含藁本内酯（ligustilide）、（*E*）-藁本内酯［*E*-ligustilide］、*Z*-藁本内酯［*Z*-ligustiliede］、正丁烯基呋内酯（butylidenephthalide）、*Z*-正丁烯基呋内酯［*Z*-butylidenephthalide］、

棕榈酸（palmiticacid）、β-谷甾醇
（β-sitosterol）、阿魏酸（ferulic acid）、
琥珀酸（succinic acid）、烟酸（nicotinic
acid）、尿嘧啶（uracil）、腺膘呤
（adenine）、黄樟醚（safrole）、异黄樟醚
（isosafrole）、佛手柑内酯（bergapten）、
芹内酯（sedanonic acid lactone）、香荆芥酚
（carvacrol）、花椒毒素（xanthotoxin）、
异虎耳草素（isopimpinellin）、十二醇、
十四醇、对位伞花烃（p-Cymene）、
莨菪亭（scopoletin）、伞形酮
（umbelliferone）、香荚兰酸（vanillic
acid）、胆碱（choline）、butylphthalide、
$n$-valerophenoe-$O$-carboxylic acid、$\Delta^{2-4}$

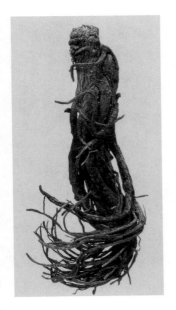

dihydrophthalic anhydride、valerophenone-$O$-
carboxylic acid、falcarinolone、falcarindiol、falcarinol、维生素$B_{12}$和大量
蔗糖。当归挥发油含香荆芥酚、正丁烯呋内酯、棕榈酸及微量邻苯二甲
酸酐。

药理研究证实，当归有抗艾滋病病毒作用；阿魏酸有抑制血小板
聚集作用；藁本内酯有平喘作用；当归根挥发油和当归根挥发油中性
部分可降低麻醉犬血压及血管阻力，对由pit引起的家兔实验性心肌缺
血有保护作用；当归多糖有抗辐射和补血作用。

# 羊 耳 菊（白牛胆、大力王）

▶**来源**　菊科植物羊耳菊 *Inula cappa*（Buch. -Ham.）DC. 的全草。

▶**形态**　多年生直立亚灌木，高约1 m。根状茎粗壮木质，外皮铁
黑色，折断闻之有香气。茎圆柱形，密生白色短柔毛。单叶互生；叶

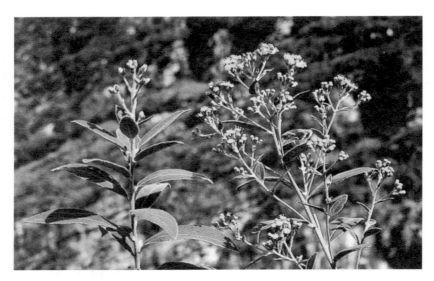

片椭圆形或长圆状披针形，长7～11 cm，宽1.5～2.5 cm，先端尖，基部狭，边缘有小锯齿，上面有密糙毛，毛的基部疣状，下面密生绢质厚绒毛；叶柄长约5 mm，有毛。花小，黄色；头状花序宽5～8 mm，排成伞房状生于枝顶或上部叶腋；总苞卵形，长6～7 mm；总苞片外面有绒毛；边缘舌状花有短小的舌片或无舌片而有4枚退化雄蕊，中央的管状花短小；雄蕊5枚，花药连合。瘦果长圆柱形，长约1.5 mm，有白色长绢毛，顶端有污白色冠毛，长约6 mm。花、果期6～12月。

▶**生境分布**　生于湿润或干燥的向阳草地、荒地、路边、林边、山坡、灌丛中。分布于我国浙江、江西、福建、台湾、广东、广西、海南、四川、贵州、云南等省（区）；越南、泰国、缅甸、马来西亚、印度等地也有分布。

▶**采收加工**　夏、秋季采收，除净杂质，晒干。用时洗净，切碎。

▶**性味功效**　辛，凉。散风清热，解毒消肿，活血调经，健脾消积，抑制艾滋病病毒。

▶**用量**　15～30 g。

▶**禁忌**　本品的根气味浓郁，单味内服，常引起呕吐，配方应用或与猪骨煲服，可免呕吐。

▶**验方** 艾滋病病毒感染，局部红肿热痛，出现皮疹，疹形如粟，淋巴结肿大：羊耳菊、白花蛇舌草（茜草科）、蒲公英各30 g，黄芩、黄连、黄柏、栀子各10 g，金银花、野菊花、紫花地丁各15 g。水煎服。

▶**附注** 羊耳菊全草含大牻牛儿苗内酯（germacranolides）、2,3-dihydroxy-9-angeloxygermacra-4-en-6、12-olide、（2*R*,3*R*）5′-甲氧基-3,5,7,2′-四羟基黄酮［（2*R*,3*R*）-5′-metho-xy-3,5,7,2′-tetrahydroxyflavone］、（2*S*）-5,7,2′,5′-四羟基二氢黄酮［（2*S*）-5,7,2′,5′-tetrahydroxyflavanone］、7,5′-二甲氧基-3,5,2′-三羟基黄酮（7,5′-dimethoxy-3,5,2′-trihydroxyflavone），还含有香豆素、甾醇、酚性物质、挥发油，油中成分主要有香芹酚、百里酚、达马二烯醇乙酸酯（dammaradienyl acetate）等。

药理研究证实，羊耳菊全草有抑制艾滋病病毒活性的作用，还有祛痰作用。

# 防 风 草（秽草）

▶**来源** 唇形科植物广防风 *Epimeredi indica*（L.）Rothm. 的地上部分。

▶**形态** 一年生直立草本，高0.7～1.5 m。茎四方形，密生短柔毛。单叶对生或3片轮生；叶片卵形或阔卵形，长4～9 cm，宽2.5～6.5 cm，先端渐尖，基部阔楔形或心形，边缘有锯齿，上面有短伏毛，下面密生短柔毛，揉烂有香气。花淡紫红色或粉红色；轮伞花序腋生，每轮多花，密集；苞片叶状；小苞片线形；花萼5齿裂，外面有柔毛和腺毛；花冠2唇形，长约1.3 cm，外面无毛，上唇短，伸直，长约5 mm，全缘；下唇长约9 mm，3裂，中裂片微缺或2裂；雄蕊4枚，伸出。小坚果4枚，近圆柱状，直径约1.5 mm，成熟时黑色，无毛。花、

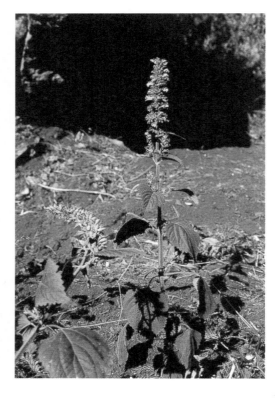

果期8～11月。

▶**生境分布**　生于山野、荒地、坡地、村边、路边、园边。分布于我国广东、广西、海南、湖南、江西、福建、台湾、四川、贵州、云南等省（区）；马来群岛、帝汶岛及菲律宾、印度等地也有分布。

▶**采收加工**　夏、秋季采收，除净杂质，鲜用或晒干。用时洗净，切碎。

▶**性味功效**　苦、辛，微温。疏风解表，行气止痛，祛风消肿，抗艾滋病病毒。

▶**用量**　10～30 g。

▶**验方**　艾滋病病毒感染，小儿发热，面颊部、四肢等处出现红斑、丘疹、瘙痒，因痒而搔破，流脓水，精神倦怠，胃纳欠佳，颈部淋巴结可以肿大：防风草、金银花、野菊花、千里光（菊科）各6 g，连翘、牛蒡子、桔梗、薄荷（后下）、甘草、竹叶各3 g。水煎服。同时取防风草、艾叶、飞扬草各30 g。水煎，待微温抹洗患处，每日3次。

▶**附注**　广防风全草含生物碱、鞣质、酚类、黄酮苷、还原糖等；叶含防风草内酯（ovatodiolide）。药理研究证实，防风草有抗艾滋病病毒活性的作用。

# 红 花

▶**来源** 菊科植物红花 *Carthamus tinctorius* L. 的花。

▶**形态** 一年生直立草本。茎有细纵棱，光滑无毛，白色或淡白色。单叶互生，无柄；叶片卵形、披针形或椭圆形，长7～15 cm，宽2.5～6 cm，边缘有不整齐的浅裂片或有大锯齿，裂片先端或齿顶有小尖刺，两面无毛、无腺点。头状花序直径3～4 cm，生于枝顶，有多数叶状总苞片，边缘有小尖刺；小花全部为管状花，初开放时黄色，后渐变红色或橘红色；花冠长约2.8 cm，花冠管长约2 cm；雄蕊5枚，花药聚生成管状，花丝分离。瘦果倒卵形，长约5 mm，基部稍歪斜，乳白色，有4棱，无冠毛。花、果期5～8月。

▶**生境分布** 栽培或逸为野生，耐寒，耐旱，耐盐碱。我国各地有栽培；俄罗斯、朝鲜、日本等地也有栽培。

▶**采收加工** 夏季采收，阴干或晒干。用时洗净。

▶**性味功效** 辛，温。活血通经，祛瘀止痛，抑制艾滋病病毒。

▶**用量** 3～10 g。

▶**禁忌** 孕妇及月经过多者忌服。

▶**验方** 艾滋病病毒感染，痛经，闭经，腹中包块：红花、当归、桃仁、川芎各10 g，白芍、熟地黄各12 g，紫草、莪术各15 g。水煎服。

▶**附注** 红花的花含6-羟基山奈酚-3-*O*-葡萄糖苷（6-hydroxy-kaempferol-3-*O*-glucoside）、6-羟基山奈酚-7-*O*-葡萄糖苷（6-hydroxykaempferol-7-*O*-glucoside）、山奈酚-3-*O*-芸香糖苷（kaempferol-3-*O*-rutinoside）、槲皮素-3-*O*-葡萄糖苷（quercetin-3-*O*-glucoside）、二棕榈酸甘油酯（dipalmitin）、*β*-谷甾醇-3-*O*-葡萄糖苷（*β*-sitosterol-3-*O*-glucoside）、油酸、亚油酸、红花苷（carthamin）、红花醌苷（carthamone）、新红花苷（neocarthamin）、红花素

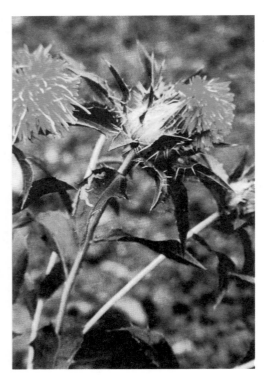

（carthamidin）、红花黄色素（safflow yellow）、二十九烷、$\beta$-谷甾醇、棕榈酸、肉豆蔻酸、月桂酸、红花多糖（基本组成为$\beta$-链联接的葡萄糖、木糖、阿拉伯糖和半乳糖）等。

药理研究证实，红花多糖有抑制艾滋病病毒作用，还能促进淋巴细胞转化，增加脾细胞对羊红细胞空斑形成细胞数，对抗强的松龙的免疫抑制作用，是一种新的免疫调节剂。红花水煎剂对子宫显兴奋作用，还有降低血压作用。红花所含的棕榈酸、肉豆蔻酸和月桂酸等均有抗炎作用。

# 麦 冬（麦门冬、大麦冬）

▶**来源**　百合科植物山麦冬 *liriope spicata*（Thunb.）lour. 的块根。

▶**形态**　多年生草本。地下有匍匐根茎，细长有节，须根先端膨大成长圆形、椭圆形或纺锤形的肉质块根。叶基生，密集成丛；叶片禾叶状，基部常包以褐色叶鞘，长25～60 cm，宽5～8 mm，上面绿色，下面粉绿色，边缘有细锯齿。花淡紫色或淡蓝色；花葶长于或几等长于叶片，长25～65 cm；总状花序长6～15 cm，具多数花；花梗

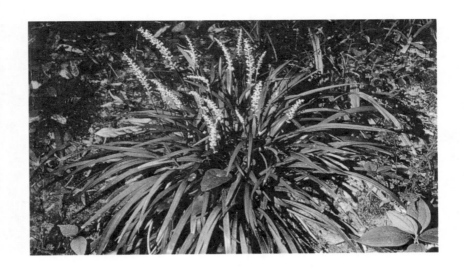

长约4 mm，有关节；花被片6片，分离，长圆形，长约5 mm，先端钝圆；雄蕊6枚，花药狭长圆形，长约2 mm，与花丝几近等长。浆果球形，成熟时蓝黑色。花期5～7月，果期8～10月。

▶**生境分布**　生于山谷、山坡林下湿润地，或栽培。我国除东北三省及内蒙古、新疆、西藏外，各省（区）均有分布或有栽培；越南、日本等地也有分布。

▶**采收加工**　夏、秋季采收，洗净，除去须根，晒干。用时洗净，切碎。

▶**性味功效**　甘、微苦，微寒。养阴益胃，润肺清心，抗艾滋病病毒。

▶**用量**　10～15 g。

▶**验方**　1. 艾滋病病毒感染，阴虚肺燥，咳唾涎沫，咽干，口燥：麦冬30 g，人参（另包，冲服）、法半夏各6 g，甘草3 g，大枣5枚，薏苡仁15 g。水煎服。

2. 艾滋病病毒感染，胸脘胁痛，咽干口燥，吞酸吐苦：麦冬、北沙参、当归各10 g，白花蛇舌草（茜草科）、生地黄各30 g，枸杞子15 g，川楝子6 g。水煎服。

3. 艾滋病病毒感染，久咳肺虚，咳嗽痰少，气短自汗，体倦懒言：麦冬、绞股蓝各15 g，白花蛇舌草30 g，人参10 g（另包，冲服），五味子6 g。水煎服。

▶附注　山麦冬块根含$\beta$-谷甾醇，腺苷，$\beta$-谷甾醇葡萄糖苷（$\beta$-sitosterol glucoside），焦谷氨酸（L-pyroglutamic acid），25（$S$）-鲁斯可皂苷元-L-$O$-$\beta$-D-吡喃岩藻糖-3-$O$-$\alpha$-L-吡喃鼠李糖苷［25（$S$）-ruscogenin-L-$O$-$\beta$-D-fucopyranoside-3-$O$-$\alpha$-L-rhamnopyranoside］，山麦冬皂苷A、B（liriopesides A、B），麦冬皂苷B（ophiopogon B），黄酮类，氨基酸，甾体皂苷，葡萄糖，维生素A等。

药理研究证实，麦冬有抗艾滋病病毒的作用。麦冬总皂苷和总氨基酸对实验性心肌缺血均有保护作用，其作用机制可能与防止心肌细胞脂质过氧化及改善脂肪酸代谢有关。麦冬水溶性提取物对$HL_{60}$细胞诱导有明显的促分化作用，还有强心作用，能改善心脏泵功能。麦冬还有降血糖、抗心律失常、抗心肌缺血的作用。

# 苍　术

▶来源　菊科植物苍术 *Atractylodes lancea*（Thunb.）DC. 的根状茎。

▶形态　多年生直立草本，高0.3～1 m。根状茎粗大结节状，节上有细须根，外表棕褐色，有香气。茎、枝有蛛丝状疏毛或近无毛。单叶互生，无柄或近无柄；叶片革质而厚，两面均无毛，边缘和裂片边缘均有针刺状缘毛或三角形刺齿，茎中、下部叶片长8～12 cm，宽5～8 cm，通常三至五羽状深裂或半裂，顶端裂片倒卵形，宽1.5～4.5 cm，侧裂片1～2对，椭圆形或长椭圆形，宽0.5～2 cm，茎中部以上叶片不分裂，长约4 cm，宽1～1.5 cm。花小，白色，长约9 mm；头状花序单个顶生；总苞钟状，直径1～1.5 cm，苞叶针刺状羽状全裂或深裂；总苞片5～7层，全部苞片顶端钝或圆形，边缘有蛛丝状疏毛，内层苞片上部有时变红紫色；全为管状花，花冠管5裂；雄蕊5枚，花药连合。瘦果倒卵圆形，有柔毛，顶端有刚毛状冠毛，冠毛褐色或污白色，长约8 mm，羽毛状。花、果期6～10月。

▶**生境分布** 生于山坡、林边、林下、灌丛、草丛、岩缝中或栽培。分布于我国辽宁、吉林、黑龙江、内蒙古、山西、河北、陕西、甘肃、河南、江苏、浙江、江西、安徽、湖北、湖南、四川等省（区）；朝鲜、俄罗斯远东地区等地也有分布。

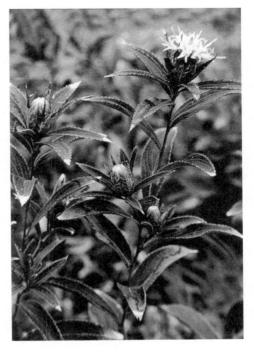

▶**采收加工** 秋季采收，用火燎去须根，除净杂质，晒干。用时洗净，润透，切薄片。

▶**性味功效** 辛、苦，温。燥湿，健脾，祛风，镇静，辟秽，抑制艾滋病病毒。

▶**用量** 3～10 g。

▶**禁忌** 阴虚内热，气虚多汗者忌服。

▶**验方** 1. 艾滋病病毒感染，脘腹胀满，食欲不振，口淡无味，嗳气吞酸：苍术15 g，薏苡仁30 g，厚朴（姜汁炒）、陈皮各10 g，甘草、生姜各6 g，大枣4枚。水煎服。

2. 艾滋病病毒感染，下部湿疮，小便短黄，或湿热带下：苍术、广藿香、茯苓各10 g，茵陈蒿30 g，黄柏、黄芩各12 g。水煎服。

▶**附注** 苍术根状茎含苍术素（atractylodin），$\beta$-桉油醇（$\beta$-eu-

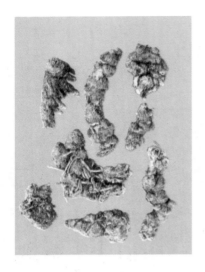

desmol），茅术醇（hinesol），胡萝卜素，维生素B$_1$等。苍术根状茎含挥发油3.25%～6.92%，油中主要成分为苍术酮（atractylone）、苍术醇、茅术醇、桉叶醇等。

药理研究证实，苍术有抑制艾滋病病毒作用。苍术还有排钾和排钠作用，但无利尿作用。苍术挥发油少量对青蛙有镇静作用，大量则呈现中枢神经抑制现象，最后呼吸麻痹而死亡。苍术还有抑制血糖作用，大剂量可使血压下降。

# 芦　荟

▶来源　百合科植物斑纹芦荟 *Aloe vera* L. var. *chinensis*（Haw.）Berger 的叶汁液经浓缩的干燥品。

▶形态　多年生草本。茎较短。单叶互生于茎上，呈莲座状簇生或呈旋叠状，斜举或直立；叶片肥厚肉质，多汁，条状披针形或狭披针形，长15～35 cm，基部宽4～5 cm，粉绿色，边缘有疏生的刺状小齿，两面均有多数淡绿色斑点，切断有黏液流出。花淡黄色而有红斑或橙红色；花葶从叶丛中抽出，高60～90 cm，通常不分枝，总状花序；苞片披针形，先端锐尖；花被圆筒状，下垂，长约2.5 cm，6裂，裂片先端稍外弯；雄蕊6枚，与花被近等长。蒴果三角形。种子多数。花、果期夏、秋季。

▶生境分布　栽培植物。我国南方各省（区）有栽培；亚洲南部和非洲也有栽培。

▶采收加工　全年可采收，割取叶片，收集其流出的汁液，放入锅内熬成稠膏，倾入容器，冷却凝固。用时除净杂质，捣碎或砍成小块。

▶**性味功效** 苦，寒。清热，通便，杀虫，抗艾滋病病毒，抗肿瘤。

▶**用量** 2～5 g。只作丸、散剂用，不宜入汤剂。

▶**禁忌** 孕妇忌服。

▶**验方** 艾滋病病毒感染，头痛，头晕，耳鸣，烦躁，大便秘结，小便黄赤：芦荟、大黄、青黛各15 g，白花蛇舌草（茜草科）、海金沙草（海金沙科）、车前子各60 g，当归、黄连、黄芩、黄柏、栀子、龙胆

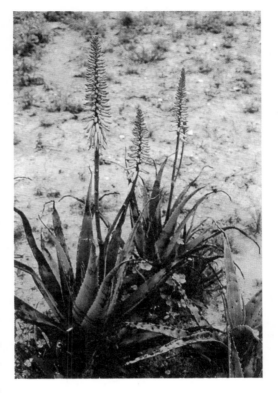

各30 g，木香8 g，麝香1.5 g（另包，研细粉，加入上列各味药粉内拌匀）。共研细粉，水泛为丸，每丸重6 g，每次服1丸，每日服2次，开水送服。孕妇禁服。

▶**附注** 芦荟叶汁含芦荟苦素（aloesin）、异芦荟苦素（isoaloes-in）、芦荟大黄素（aloeernodin）、2,5-二甲基-8-$O$-$\beta$-D-吡喃葡萄糖苷-7-羟基对氧萘酮（2,5-dimethyl-8-$O$-$\beta$-D-glucopyranosyl-7-hydroxy-chromone）、大黄素（emodin）、芦荟苷、7-羟基芦荟大黄素苷（7-hydro-xyaloin）、大黄酚（chrysophanol）、蒽酚（anthranol）、高那特芦荟素（homonataloin）、芦荟皂草（aloesaponol）Ⅰ－Ⅳ、脱氧赤虫胶（deso-xyery throlaccin）、虫漆酸D甲酯（laccaic acid D methyl ester）、4,5,8-三羟基-2-甲基蒽醌（helminthospor）、asphodelin、bianthraquinoi-dpigment B等。芦荟叶含精氨酸、天冬酰谷氨酸、半胱氨酸、赖氨酸、丙氨酸、酪氨酸、色氨酸、蛋氨酸、亮氨酸、缬氨酸、苯丙氨酸、苏氨酸等多种氨基酸，还含柠檬酸、酒石酸、苹果酸、丁二酸、肉桂酸、琥珀酸等有机酸以及己酸、辛酸、癸酸、月桂酸、十三烷酸、肉豆蔻酯酸、十五烷酸、棕榈酸、十七烷酸、硬脂酸、油酸、壬烯二酸、花生四烯酸等脂肪酸。芦荟叶含甘露糖、阿拉伯糖、鼠李糖、果糖、葡萄糖等单糖，芦荟多糖主要成分是甘露聚糖等。芦荟分出3个多糖（$A_{60}$、$A_{90a}$、$A_{90b}$）分子量分别为12 000、47 000和12 000，$A_{90b}$为$\beta$-（1→4）结构的直链葡萄-甘露聚糖；$A_{60}$为$\beta$-（1→4）结构的甘露聚糖，在2、3或6位上部分乙酰化。芦荟还富含维生素$B_1$、维生素$B_2$、维生素$B_6$、维生素E以及天然蛋白质等。

药理研究证实，芦荟可改善艾滋病病毒感染病人症状，体外试验能防止艾滋病病毒侵犯T细胞，$P_{24}$抗原显著下降，在艾滋病病毒外膜结合点上形成异常蛋白，从而使艾滋病病毒灭活。芦荟多糖对拘束水浸应激性溃疡病模型、消炎溃疡病模型和乙醇溃疡模型均有抑制作用。芦荟汁经毒理及临床初步观察证实，除具有润肠通便作用外，并有良好的消炎、止痒、镇咳、祛痰、镇静、安神等多种功效。芦荟醇提物对HepS、ESC、$S_{180}$及$B_{16}$黑色素瘤等移植性肿瘤有效。芦荟苦素及芦荟中一种糖蛋白均有抗癌活性。应用1%芦荟治疗实验性家兔Ⅲ度烧伤，平均6日完成溶痂，28日创面愈合。

# 两 面 针

▶来源　芸香科植物两面针 *Zanthoxylum nitidum*（Roxb.）DC. 的根。

▶形态　藤状灌木。茎、枝、叶轴均有钩状锐刺；嫩枝无毛；老藤近基部有纵向翼状木栓层，上部表面有灰白色点状皮孔。根粗壮，

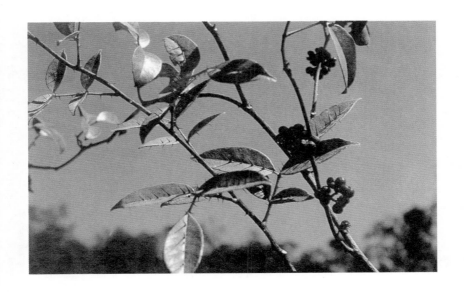

外皮土黄色，内部淡黄色，味辛麻。单数羽状复叶互生，通常有小叶3～11片，对生；小叶片阔卵形或长椭圆形，长3～12 cm，宽1.5～6 cm，先端钝而微缺，凹缺处有油腺点，边缘有锯齿，齿缝处有油腺点，两面均无毛，中脉两面通常均有针状锐刺，故名两面针。花小，黄绿色；圆锥花序腋生；萼片4片；花瓣4片；雄蕊4～8枚。果实由1～3个成熟心皮组成，果皮有油腺点，成熟时暗紫色或红褐色，每个心皮2瓣裂。种子球形，黑色，光滑。花、果期3～10月。

▶**生境分布** 多生于土山山坡灌丛中、沟边、林边、疏林中、荒山草坡有刺灌丛中、林边。分布于我国福建、台湾、广东、广西、海南、贵州、云南等省（区）；越南等地也有分布。

▶**采收加工** 秋、冬季采收，除去杂质，晒干。用时洗净，润透切薄片，晒干。

▶**性味功效** 辛、苦，平；有小毒。行气止痛，活血散瘀，祛风通络，抗肿瘤，抑制艾滋病病毒。

▶**用量** 5～10 g。过量能引起腹痛、眩晕、呕吐等中毒反应。

►**禁忌** 忌与酸味食物同服。孕妇忌服。

►**验方** 艾滋病病毒感染，胃脘痛，痞块，寒疝疼痛：两面针、小茴香、黄皮核各10 g，荔枝核12 g，橘核15 g。水煎服。

►**附注** 两面针根含氯化两面针碱（nitidine chloride）、氧化两面针碱（oxynitidine）、二氢两面针碱（dihydronitidine）、6-甲氧基-5,6-二氢白屈菜红碱（6-methoxy-5,6-dihydrochelerythrine）、α-别隐品碱（α-allocryptopine）、茵芋碱（skimmianine）、氧化白屈菜红碱（oxychelerythrine）、N-去甲基白屈菜红碱（N-desmethyl-chele-rythrine）、6-乙氧基白屈菜红碱（6-ethoxy-chelerythrine）、7-去甲-6-甲氧基-5,6-二氢白屈菜红碱（7-demethyl-6-methoxy-5,6-dihydrochelerythrine）、β-香树素（β-amyrin）、左旋细辛脂素（L-asarinin）、橙皮苷（hesperidin）、光叶花椒碱（nitidine）、（R）-（+）-isotembetarine、白屈菜红碱（chelerythrine）、6-乙氧基-5,6-二氢白屈菜红碱（6-ethoxy-5,6-dihydrochelerythrine）、去-N-甲基白屈菜红碱（des-N-methylchelerythrine）、博落回醇碱（bocconoline）、德卡林碱（decarine）、oxyterihanine、arnottianamide、isoarnottianamide、integriamide、liriodenine、magnoflorine。

药理研究证实，两面针根所含的氯化两面针碱对艾滋病病毒逆转录酶有抑制作用。两面针根所含的氯化两面针碱和6-甲氧基-5,6-二氢白屈菜红碱均有抗肿瘤活性。

# 牡 蛎

►**来源** 牡蛎科动物褶牡蛎 *Ostrea denselamellosa* lischke 的贝壳。

►**形态** 贝壳近三角形，壳长一般3～6 cm，贝壳2片，坚厚，左右两壳小等。右壳（即上壳）略扁平，表面有同心环状鳞片多层，鳞片层末端边缘常伸出许多舌状片或尖形棘；左壳顶部圆形，着面大，表面有粗壮的放射肋；壳的内面灰白色。

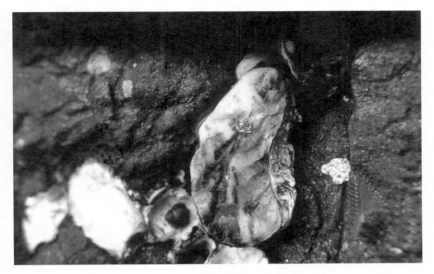

▶**生境分布**　生活在海中，在潮间带中、上区的岩礁上最多，或人工养殖。分布于我国辽宁、河北、山东、江苏、浙江、福建、台湾、广东、广西、海南等省（区）的沿海；越南等地沿海也有分布。

▶**采收加工**　全年可采收，采得后，取出肉（是一种滋养品，味甘，性温，煮熟可食），将贝壳洗净，晒干。用时洗净，碾碎，即为生牡蛎。将贝壳放在炭火上煅至灰白色，取出放凉，碾碎，即为煅牡蛎。煅时贝壳常爆裂，要注意保护眼睛。

▶**性味功效**　咸、涩，微寒。滋阴潜阳，收敛固涩，软坚散结，抑癌，抗癌。

▶**用量**　10～30 g。宜先煎。

▶**禁忌**　体质虚寒者忌服。

▶**验方**　艾滋病病毒感染，自汗，食欲减退，头晕心悸，疲乏无力，睡眠不佳，口干，多梦：牡蛎（煅，另包，先煎）、黄芪、小麦各30 g，防风、白术、茯苓、党参、山药、麻黄根各15 g。水煎服。

▶**附注**　牡蛎贝壳主要由矿物质组成，另含少量有机物。矿物质以钙元素为主，占38.89%，还含钠、钾、铬、铜、铁、镁、铝、锰、锌、氯、硫、硅、磷、镍、锶等15种无机元素，并含少量蛋白质以及牡蛎多糖等。褶牡蛎贝壳含碳酸钙（80％～95％）、磷酸钙、硫酸钙、氧化铁等。

# 含 羞 草 （知羞草）

▶**来源** 豆科（或含羞草科）植物含羞草 *Mimosa pudica* L. 的全草。

▶**形态** 亚灌木状草本，高约1 m，茎枝披散，密生下弯的钩刺和倒生（向下生）刚毛。二回羽状复叶互生，羽片通常4片，长3～7 cm，

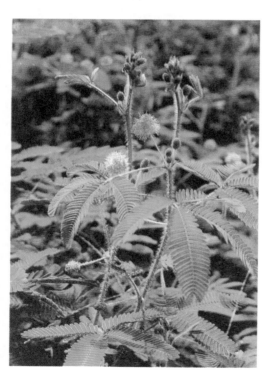

指状排列于叶柄顶端；小叶片多数，羽状排列；小叶片被触动即闭合而下垂；小叶片线状长圆形，无柄，长8～13 mm，顶端尖，有散生刚毛；叶柄长1.5～4 cm；托叶披针形，长5～10 mm，有刚毛。花小，淡红色；头状花序直径约1 cm，单个或2～3个生于叶腋；花萼钟状，4裂；花冠钟状，4裂，外面有毛；雄蕊4枚，伸出花冠外。荚果多数，由3～5荚节组成，扁平，稍弯曲，长1～2 cm，成熟时荚节逐个脱落。花、果期3～11月。

►**生境分布**　生于旷野、路边、沟边、荒地。分布于我国台湾、福建、广东、广西、海南等省（区），长江南北等地也有栽培供观赏用；世界热带地区也有分布。

►**采收加工**　夏、秋季采收，除去杂质，晒干。用时洗净，切碎。

►**性味功效**　甘、涩，凉；有小毒。镇静安神，化痰止咳，止血收敛，抗艾滋病病毒。

►**用量**　10～15 g。

►**禁忌**　孕妇忌服。本品有麻醉作用，内服不宜过量。

►**验方**　艾滋病病毒感染，轻度发热，全身不适，皮肤发红，出现皮疹，迅即变成小水疱：含羞草、侧柏叶、黄柏、马齿苋（马齿苋科）、草决明（豆科）、石榴皮（安石榴科）各适量。水煎取浓汤，外洗患处；另取雄黄2 g，研细粉，与鸡蛋白（鸡蛋青）搅匀外涂患处。

►**附注**　含羞草全草含有含羞草苷（mimoside）、含羞草碱（mimosine）、硒（Se）化合物、D-松醇（D-pinitol）、2″-O-鼠李糖基异荭草素（2″-O-rhamnosylisoorientin）、2″-O-鼠李糖基荭草素（2″-O-rhamnosylorientin）、蛋白质、鞣质，还含Asp.（12.6%）、Thr.（4.9%）、Ser.（4.7%）、Glu.（13.4%）、Pro.（5.7%）、Gly.（7.1%）、Ala.（5.8%）、Val.（4.7%）、Met.（2.1%）、Ile.（3.3%）、Leu.（13.8%）、Tyr.（4.8%）、Phe.（5.4%）、His.（2.5%）、Lys.（4.4%）、Arg.（4.8%）等多种氨基酸。叶含含羞草碱、含羞草苷、D-松醇、多种硒化合物，[其中一种为亚硒酸盐（selenite）]、收缩性蛋白质（contractile protein）、三磷酸腺苷（ATP，adenosine triphosphate）、三磷酸腺苷酶（ATPase，adenosine triphosphase）等。

药理研究证实，含羞草全草有抗艾滋病病毒活性，对金黄色葡萄球菌、白色葡萄球菌、卡他双球菌、大肠杆菌有抑菌作用。所含的生物碱和根煎剂对亚洲甲型流感病毒和鼻病毒17型有抑制作用。含羞草根煎剂有止咳作用。所含的含羞草碱有毒，人食入含有此碱的植物，可致头发突然脱落。含羞草枝叶制成膏，可作抗腺癌药用。

# 诃 子（诃黎勒、诃黎）

▶**来源**　使君子科植物诃子 *Terminalia chebula* Retz. 的成熟果实。幼果通称藏青果。

▶**形态**　乔木，高10～30 m。树皮灰色，开裂。枝无毛，有灰白色点状突起；嫩枝有黄褐色短柔毛。单叶互生或近对生；叶片卵形、椭圆形或长椭圆形，长7～15 cm，宽4～8 cm，顶端尖，基部不对称，边缘全缘，上面无毛，嫩时下面有短柔毛，老时变无毛；叶柄长达3 cm，近顶端处有2个腺体；花小，淡黄色；穗状花序生于枝顶或叶腋；花萼杯状，长约3 mm，5裂，裂片三角形，内面有毛；花瓣缺；雄蕊10枚。核果卵形或椭圆形，长2.5～4.5 cm，直径1.9～2.3 cm，坚硬，成熟时黄褐色，表面光滑无毛，干时有5条钝棱，内有种子1颗。花期5月，果期7～9月。

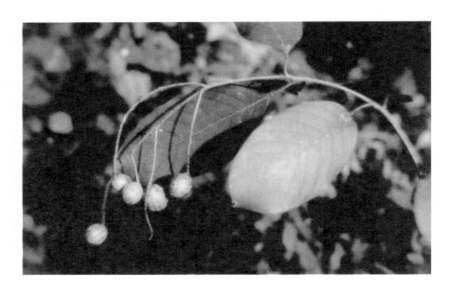

▶**生境分布** 栽培植物，多栽培于山地或路边、村边。分布于我国云南、广东、广西、海南、西藏等省（区）；越南、老挝、柬埔寨、缅甸、泰国、马来西亚、印度、尼泊尔等地也有分布。

▶**采收加工** 秋、冬季采收，除去杂质，晒干。用时洗净，用锤打开果皮，除去果核。

▶**性味功效** 苦、酸、涩，平。敛肺，涩肠，降火，利咽，抗艾滋病病毒。藏青果的性味功效同诃子。

▶**用量** 3～10 g。

▶**验方** 艾滋病病毒感染，发热，咽喉肿痛，干燥，声音嘶哑，吞咽不便，扁桃体肿大：诃子、桔梗各15 g，板蓝根、蒲公英、夏枯草、白花蛇舌草（茜草科）各30 g，穿心莲（爵床科）、连翘各10 g，甘草6 g。水煎服。

▶**附注** 诃子果实含鞣质23.60%～37.36%，内含诃黎勒酸（che-bulagic acid）、诃黎勒鞣花酸（chebulagic tannic acid）、诃子酸（chebulinic acid）、莽草酸（shikimic acid）、没食子酸（gallic acid）、没食子酸乙酯（ethyl gallate）、诃子次酸三乙酯（triethyl chebulate）、软脂酸（palmitic acid）、三十碳酸（triacontanoic）、$\beta$-谷甾醇（$\beta$-sitosterol）、胡萝卜苷（daucosterol）、terminoic acid、arjugenin、arjunolic acid、诃五醇（chebupentol），其结构为齐墩果-12-烯-2$\alpha$, 3$\beta$, 19$\alpha$, 23, 28-五醇（olean-12-ene-2$\alpha$, 3$\beta$, 19$\alpha$, 23, 28-pentol）、顺-$\alpha$-檀香醇（cis-$\alpha$-santalol）、苯甲酸（benzoic acid）、十八碳二烯酸（9, 12-octa-deeadienoic acid）、亚油酸（linoleic acid）、十六酸（hexadecanoic acid）、并没食子酸（ellagic acid）、鞣料云实精（corilagin）、原诃子酸（terchebin）、葡萄糖没食子鞣苷（glucogallin）、1, 3, 6-三没食子酰葡萄糖（1, 3, 6-trigalloyl-$\beta$-glucose）、1, 2, 3, 4, 6-五没食子酰葡萄糖（1, 2, 3, 4, 6-pentagalloyl-$\beta$-glucose）、去氢莽草酸、奎宁酸、氨基酸、果糖、蔗糖、阿拉伯糖、葡萄糖、鼠李糖、诃子素（chebulin）、番泻苷A（sennoside A）、鞣花酸（tannic acid）、鞣酸酶（tannase）、多酚氧化酶（polyphenol oxidase）等。

药理研究证实，诃子所含的诃黎勒酸、诃黎勒鞣花酸有抗艾滋病病毒作用。所含的鞣质有收敛、止泻作用。诃子水煎剂对痢疾杆菌、绿脓杆菌、白喉杆菌、溶血性链球菌、金黄色葡萄球菌、变形杆菌、大肠杆菌等有抑菌作用。诃子提取物 25 μg/ml 显著对抗 $H_2O_2$ 引起的溶血。诃子醇提物 20 μg/ml 显著抑制促癌物 TPA（十四酰基佛皮醇乙酯）20 μg/ml 诱发的人白细胞化学发光，50 μg/ml 明显对抗 TPA 100 μg/ml 和香烟烟雾（CSC）凝集物 400 μg/ml 引起的人白细胞 DNA 断链。诃子水提物用至 400 μg/ml 不能对抗同剂量 TPA 引起的人白细胞 DNA 断链，表明醇提物内可能含有较强的抗促癌和抗氧化成分。

## 灵 芝（赤芝、灵芝草、菌灵芝）

▶**来源**　多孔菌科植物灵芝 *Ganoderma lucidum*（leyss. ex Fr.）Karst. 的子实体。

▶**形态**　一年生附生真菌。子实体伞状，木栓质。菌盖半圆形或肾形，宽5～12 cm，厚1～2 cm，菌盖上面黄褐色或红褐色，有光泽，有不明显的环状棱纹和放射状皱纹，边缘较薄，全缘或波状。菌盖下面乳白色，后变为浅褐色或红褐色，有细密管状孔洞，内生许多孢子；管口圆形，每1 mm约5个；孢子粉末状，褐色。菌柄侧生，长8～10 cm，粗1～1.5 cm，扁圆形，红褐色或黄褐色，坚硬木质。夏、秋季有孢子。

▶**生境分布**　多腐生于栎树和其他阔叶树的根部或枯木干上，也有人工栽培。全国大部分省（区）有分布，部分省（区）有人工栽培。

▶**采收加工**　夏、秋季采收，晒干或晾干。用时洗净，切碎或捣成粗粉。

▶**性味功效**　淡、微苦，温。滋补强壮，宁心益胃，解蕈毒，助消化，抑制肿瘤，抗艾滋病病毒。

▶**用量**　3～15 g。

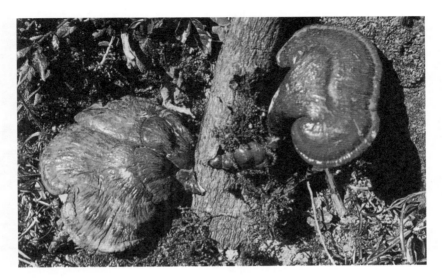

▶**验方** 1. 艾滋病：灵芝、茯苓、紫花地丁各15 g，黄芪、板蓝根、白花蛇舌草（茜草科）、金银花各30 g，人参（另包，冲服）、当归、白术、川芎、白芍、远志、酸枣仁各10 g，土茯苓20 g，炙甘草6 g。水煎服。

2. 艾滋病病毒感染，失眠多梦，健忘呆滞，气虚喘咳：灵芝、龙眼肉、五味子、党参各10 g。水煎服。

▶**附注** 灵芝子实体含灵芝酸 DM（ganoderic acid DM），灵芝酸 A（ganoderic acid A），灵芝酸 B（ganoderic acid B），灵芝酸 C（ganodericacid C），灵芝内酯（ganolactone），灵芝醇 A（ganoderiol A），灵芝醇 B（ganoderiol B），灵芝三醇（ganodermatriol），lucidenic acid A、B、C，methylganoderate A、B、C、D、E、F，还含 Co、Mo、Cr、Ni、Ge、Cd、Yb、Pb、Y、Be、Sc、Sr、Ca、Mn、Mg、Cu、Al、V、Ce、P、Fe、Zn、Ba、B 等24种元素，其中 Ca 含量最高（2300 µg/g）。灵芝水溶性部分含二十四烷酸、硬脂酸、棕榈酸、麦角甾-7,22-二烯-3$\beta$-醇、二十二烷酸、二十四烷、卅一烷、麦角甾醇、$\beta$-谷甾醇。灵芝孢子粉含 ganosporeric acid、ganoderic acid B、ganoderic acid C、ganoderic acid E、ganodermanontriol。灵芝孢子含麦角甾-7,22-二烯-3$\beta$,5$\alpha$,6$\beta$-三醇、麦角甾-7,22-二烯-3$\beta$,5$\alpha$,6$\alpha$-三醇、麦角甾-7,9,22-三角甾-4,6,8（14）、22-四烯-（3）酮、麦角甾醇。灵芝孢子粉含二十四烷酸、硬脂酸、棕榈酸、麦角甾-7,22-二烯-3$\beta$-醇、二十二烷酸、十九烷酸、二十四烷、卅一烷、$\beta$-谷甾醇。灵芝孢子含蛋白质、异亮氨酸、亮氨酸、赖氨酸、缬氨酸、蛋氨酸、胱氨酸、苯丙氨酸等、糖肽类、维生素类（主要是维生素E，含量超过60 mg/100 g）、胡萝卜素、甾醇类、三萜类、牛物碱类、脂肪类、内酯、无机离子等、还含多糖和寡糖、其中二糖、三糖、四糖分别为194 mg/100 g、167 mg/100 g、250 mg/100 g。破壁灵芝孢子粉的碱提粗多糖中分离纯化得到1个新的葡聚糖（glucan）（LB-NB）。

药理研究证实，灵芝有抗艾滋病病毒的作用。灵芝提取液在体外对 T$_4$ 细胞有免疫调节作用，其作用对被艾滋病病毒感染的细胞较为显著。灵芝水煎剂具有较强细胞免疫功能，从而有抑制肿瘤生长的作用。用灵芝给小鼠灌胃，剂量1.0 g/kg、2.0 g/kg 时，能显著降低溃疡的发生率和减少胃黏膜出血。灵芝孢子粉对四氧嘧啶引起糖尿病小鼠有防治作用。破壁灵芝孢子粉所含的葡聚糖（LB-NB）能显著促进 T 细胞的分化增殖，但对 B 细胞无明显作用。

# 鸡 眼 草（三叶人字草）

▶来源　豆科（或蝶形花科）植物鸡眼草 Kummerowia striata（Thunb.）Schneidl. 的全草。

▶形态　一年生草本。茎平卧地面或斜升，茎和枝上有倒生（向下生）的白色细毛，老茎通常红褐色。三出羽状复叶互生，有小叶3片；小叶片倒卵形、长倒卵形或长圆形，长0.6～2.2 cm，宽0.3～0.8 cm，顶端通常圆形，边缘全缘，有缘毛，两面中脉有粗毛，侧脉多而密；托叶卵状长圆形，比叶柄长，边缘有长毛。花紫红色或粉红色，花梗无毛，单朵或2～3朵簇生于叶腋；花萼5裂；花冠蝶形，长约

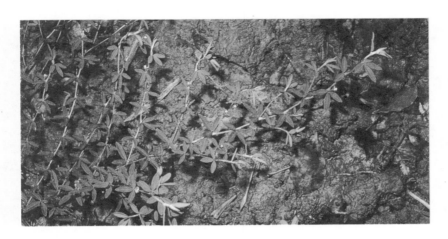

6 mm，比花萼长1倍；雄蕊10枚，其中9枚的花丝合生。荚果扁圆形或倒卵形，比萼稍长或长达1倍，长3.5～5 mm，有毛。花、果期7～10月。

▶**生境分布**　生于向阳荒坡、田边、路边、溪边、山坡草地、砂质地。分布于我国辽宁、吉林、黑龙江、山西、内蒙古、河北、河南、山东、江苏、浙江、江西、安徽、福建、台湾、湖北、湖南、广东、广西、海南、四川、贵州、云南等省（区）；越南、朝鲜、日本、俄罗斯西伯利亚等地也有分布。

▶**采收加工**　夏、秋季采收，除净杂质，晒干或鲜用。用时洗净，切碎。

▶**性味功效**　淡，微寒。清热解毒，利湿健脾，排脓生肌，抗艾滋病病毒，抗癌。

▶**用量**　15～30 g。

▶**验方**　1. 艾滋病病毒感染，发热，疲倦，食欲不振，恶心，呕吐，小便色深似浓茶：鸡眼草、叶下珠（大戟科）、白花蛇舌草（茜草科）、广金钱草（豆科或蝶形花科）、茵陈蒿各30 g，海金沙草（海金沙科）、金银花藤各15 g。水煎服。

2. 艾滋病病毒感染，怕冷发热，头痛，腹痛，时时想大便、但又拉不爽快、全身不舒服：鸡眼草、紫花地丁、马齿苋（马齿苋科）各

30 g，穿心莲（爵床科）、白头翁、仙鹤草各15 g。水煎服。

▶**附注** 鸡眼草含芹菜素-7-*O*-*β*-D-吡喃葡萄糖苷（apigenin-7-*O*-*β*-D-glucopyranoside），芹菜素-7-*O*-*β*-D-葡萄糖苷（apigenin-7-*O*-*β*-D-glucoside），芹菜素（apigenin），槲皮素（quercetin），芹菜素-7-*O*-新橙皮糖苷（apigenin-7-*O*-neohesperidoside），山柰酚-3-*O*-*β*-D-葡萄糖苷（kaempferol-3-*O*-*β*-D-glucoside）。叶含木犀草黄苷（glucoluteolin）。

药理研究证实，鸡眼草所含的芹菜素-7-*O*-*β*-D-吡喃葡萄糖苷能抑制H$_9$细胞中艾滋病病毒复制。所含的槲皮素有较强抗癌活性。槲皮素可与一些致癌、致突变因子相互作用而起到防癌作用。槲皮素还有抗细菌、抗病毒作用和抗血小板聚集作用。

# 苦 参

▶**来源** 豆科（或蝶形花科）植物苦参 *Sophora flavescens* Ait. 的根。

▶**形态** 落叶灌木，高1～2 m。根粗壮，圆柱形，长10～30 cm或更长，直径1～2.5 cm，有分枝，外表土黄色，内面黄白色，味苦。嫩枝有短柔毛。单数羽状复叶互生，小叶11～25片，互生或近对生；小叶片椭圆形、卵形或披针形，长3～4 cm，宽1～2 cm，边缘全缘，上面无毛，下面有贴生疏短柔毛或近无毛；托叶线形。花黄白色或淡黄色，总状花序顶生，长达25 cm，花萼5齿裂；花冠蝶形，旗瓣倒卵状匙形，长13～14 mm，宽5～7 mm；龙骨瓣先端无突尖；雄蕊10枚，花丝分离。荚果稍四棱形，呈不明显串珠状，有疏毛或近无毛，成熟时开裂成4瓣。种子长圆形，深红褐色。花、果期6～10月。

▶**生境分布** 生于旷野平地、沙土山地、草地、沟边、路边、向阳山坡、灌丛中。分布于我国各省（区）；朝鲜、日本、俄罗斯远东地区、印度等地也有分布。

▶**采收加工** 秋季采收，除净杂质，趁鲜切片，晒干。用时洗

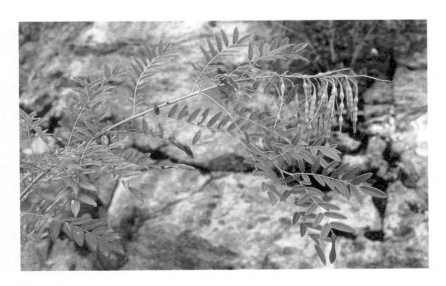

净，切碎。

▶**性味功效**　苦，寒；有小毒。清热，燥湿，杀虫，祛风止痒，抑制肿瘤，抑制艾滋病病毒。

▶**用量**　5～10 g。

▶**禁忌**　不宜与藜芦同用。凡脾胃虚寒者慎服。

▶**验方**　1. 艾滋病病毒感染，皮肤瘙痒；脓疱疮，湿疹：苦参、黄柏、一枝黄花（菊科）、虎杖（蓼科）、蛇床子、苍术各15 g。水煎服。同时取苦参、蛇床子、苍耳子各30 g，雄黄、白矾、花椒各3 g，水煎浓汤，去渣，取药液湿敷患处。

2. 艾滋病病毒感染，外阴瘙痒：苦参30 g，蛇床子、龙胆草、黄连、黄柏各15 g，枯矾、川椒各6 g。水煎浓汤，作坐浴，并洗外阴部。

▶**附注**　苦参的根含苦参碱（matrine）、氧化苦参碱（oxymatrine）、羟基苦参碱（sophoranol）、别苦参碱（allomatrine）、*N*-甲基野靛碱（*N*-methylcytisine）、野靛碱（cytisine）、臭豆碱（anagyrine）、赝靛叶碱（baptifoline）、甲基野靛碱（methylcytisine）、槐果碱（sop-hocarpine）、氧化槐果碱（oxysophocarpine）、右

旋异苦参碱（i-somatrine）、苦参啶（kuraridine）、苦参啶醇（kuraridinol）、苦参醇（kurari-nol）、新苦参醇（neokurarinol）、降苦参醇（norkurariol）、异苦参酮（isokurarinone）、降苦参酮（norkurarinone）、刺芒柄花素（formononetin）、N-氧化槐根碱（N-oxysophocarpine）、槐定碱（sop-horidine）、高丽槐素（maackiain）、4-甲氧基高丽槐素（4-methoxymaackiain）、降脱水淫羊藿素（noranhydroicaritin）、三叶豆紫檀苷（trifolirhizin）、槐属二氢黄酮B（sophoraflavanone B）、氧化槐醇（sophoranol N-oxide）、sophoraflavanone G、忽布素、β-谷甾醇（β-sitosterol）、蔗糖（sucrose）、二十四碳酸（lignoceric acid）、芥子酸十六酯（sinapic acid hexadecyl ester）、伞形花内酯（7-羟基香豆素，umbelliferon）、3,5-二甲氧基、4-羟基-桂皮酸十六酯。苦参挥发油鉴定出47种成分，以二十烷烃为主要成分，占58.12%，就结构类型看，以烯烃为主，其次为烷烃和醇类，尚含酸、醛、酮、酚等。

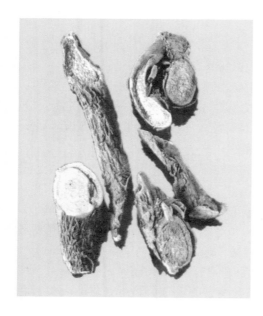

药理研究证实，苦参有抑制艾滋病病毒作用。苦参可使$K_{562}$人类红白血病细胞产生明显的形态学上的分化，细胞增殖能力明显下降。苦参所含的苦参碱和氧化苦参碱对肉瘤-180均有抑制活性，脱氢苦参碱对艾氏腹水癌等有抑制作用。苦参所含的苦参碱有防治四氯化碳诱发的肝纤维化作用，氧化苦参碱具有正性肌力作用。苦参对堇色毛癣菌、同心性毛癣菌、铁锈色小芽胞癣菌、羊毛样小芽胞癣菌、石膏样小芽胞癣菌、奥杜盎氏小芽胞癣菌、腹肌沟表皮癣菌、红色表皮癣菌、K.W 氏表皮癣菌、星形奴卡氏菌有抑菌作用，对阴道滴虫有抑制作用。苦参鲜根煎剂对金黄色葡萄球菌、绿脓杆菌、伤寒杆菌、炭疽杆菌、甲型链球菌、肺炎球菌有抑菌作用。

# 苦 丁 茶（广西苦丁茶）

▶来源　冬青科植物苦丁茶冬青 *Ilex kaushue* S. Y. Hu（Syn. *Ilex kudingcha* C. J. Tseng）的叶或嫩叶。

▶形态　常绿乔木，高6～20 m。嫩枝有棱，无毛。单叶互生；叶片革质，长圆状椭圆形，长14～28 cm，宽6～8 cm，先端尖，基部狭，边缘有锯齿，两面均无毛，干时上面橄榄绿色或灰绿色，下面黄绿色，侧脉每边10～14条，中脉在上面下陷，在下面突起；叶柄长1.7～2 cm，无毛。花绿黄色，直径约7 mm；聚伞花序腋生；雌雄异株或杂性；有花3～7朵，少数为单朵，花序梗长1～2 cm，花梗长约5 mm；花萼直径约2.5 mm，4裂；花瓣4片，长约4 mm；雄蕊4枚，比花瓣短。果实近球形，成熟时红色，直径1～1.2 cm，光滑无毛，内有4枚分核，分核长圆形，长约7 mm，背部宽约4 mm，有网状纹和沟纹。花期夏季，果期秋季。

▶生境分布　生于山坡、沟谷疏林中，或栽培于村边屋旁及山坡上。分布于我国广西、广东、海南、湖南、湖北、云南等省（区）；越南等地也有分布。

▶采收加工　夏、秋季或四季均可采收，除净杂质，晒干。用时洗净，切丝。

▶性味功效　苦、甘，凉。散风热，清头目，除烦渴，抗艾滋病病毒。

▶用量　3～10 g。

▶禁忌　体虚者慎服。

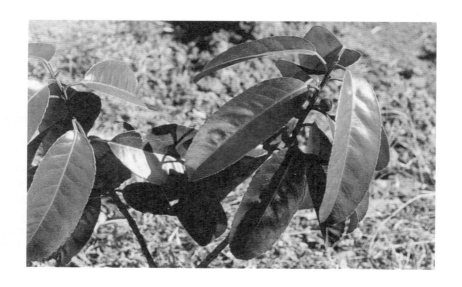

▶验方 1. 艾滋病病毒感染，发热，呕吐，腹痛，腹泻：苦丁茶10 g，凤尾草（凤尾蕨科）、鱼腥草（后下）、鸡眼草（豆科或蝶形花科）、车前草各30 g，黄芩、紫花地丁各15 g。水煎服。

2. 艾滋病病毒感染，头痛，眩晕，耳鸣，眼花，心悸，烦躁，失眠，疲乏：苦丁茶、菊花各10 g，夏枯草、金银花各15 g，车前草、白花蛇舌草（茜草科）各30 g，大枣10只。水煎服。

▶附注 苦丁茶叶含熊果酸（ursolic acid），α-香树醇（α-amyrin），α-香树醇-3β-棕榈酸酯（α-amyrin-3β-palmitoyl），3β-palmitoyl-11-carboyl-urs-12-ene，3,28-dihydroxyl-urs-12-ene，3-oxo-urs-12-ene，3β-hydroxyl-lup-20（29）-24-methyl ester，3β-palmitoyl-lup 20（29）-ene-24-methyl ester，13,28-epoxy-α-amyrin，24-hydroxyl-oleanolic acid，α-苦丁内酯（α-kudinlactone），β-苦丁内酯（β-kudinlactone），γ-苦丁内酯（γ-kudinlactone），kudinoside-D、-E、-F、-G、-H、-I、-J，β-谷甾醇（β-sitosterol），苦丁茶苷元 I（kudinchagenin I），苦丁茶苷（kudinoside），ulmoidol，23-羟基熊果酸（23-hydroxyursolic acid），

27-反-*p*-香豆酰氧基熊果酸（27-*trans*-P-coumaroyl oxyursolic acid），
27-顺-*p*-香豆酰氧基熊果酸（27-*cis*-P-coumaroyl oxyursolic acid）；
ilekudinol A，它的结构为：2$\alpha$,3$\beta$-dihydroxy-24-nor-urs-4（23），11-dien-28,13$\beta$-olid；ilekudinol B，它的结构为：2$\alpha$,3$\beta$-dihydroxy-24-nor-urs-4（23），12-dien-28-oicacid；ilekudinol C，它的结构为：3$\beta$,24,28-trihydroxylupane，还含可溶糖、蛋白质、维生素、无机盐及人体必须的氨基酸等多种成分。

药理研究证实，苦丁茶叶所含的熊果酸对艾滋病病毒Ⅰ型蛋白酶活性有较强的抑制作用，并能抑制TPA（佛波酯）对二甲基苯蒽（DM-BA）诱导的小鼠皮肤癌的促癌作用，还能抑制细胞内$Ca^{2+}$的释放和细胞外$Ca^{2+}$的内流，从而抑制谷氨酸（Gul）释放，保护神经元免受兴奋性毒性作用。所含的 ilekudinols A～C等7种三萜类是新型的ACAT（乙酰辅酶A胆固醇酰基转移酶）抑制剂，可作为治疗动脉硬化和肥胖症的新药。苦丁茶叶提取物静脉注射可使麻醉犬血压显著下降；灌胃给药显著减少正常和肥胖大鼠的腹部皮下脂肪组织指数，表明苦丁茶叶有降血压和减肥作用。急性毒性试验，昆明种小鼠灌胃18.8 g/kg，10日内未见出现死亡，生长良好。此外，苦丁茶叶水煎剂还有抗着床、抗早孕作用，能明显抑制肾上腺素所致大鼠血糖升高，并有抗糖尿病、抗肿瘤、降低胆固醇和甘油三酯的作用。

据调查研究发现，广西用的苦丁茶即本种，《广西中药材标准》已用苦丁茶作正名收载。四川和贵州用的苦丁茶为粗壮女贞（*Ligustrum robustum*）或丽叶女贞（*Ligustrum henryi*），《四川省中药材标准》或《贵州省中药材质量标准》也用苦丁茶作正名收载。浙江用的苦丁茶为阔叶冬青（*Ilex latifolia*）。安徽用的苦丁茶为枸骨（*Ilex cornuta*）。

# 苦楝根皮

▶**来源** 楝科植物苦楝 *Melia azedarach* L. 的根皮。此外，树皮也可入药。

▶**形态** 落叶乔木，高达15 m。树皮暗褐色或灰褐色，纵裂；嫩芽和嫩枝有星状毛，老枝无毛。二至三回单数羽状复叶互生，小叶多数，对生或互生；小叶片卵形或椭圆形，长3～7 cm，宽2～3 cm，先端尖，基部偏斜，边缘有锯齿，嫩叶密生星状短柔毛，老叶无毛。花紫色或淡紫色；圆锥花序腋生；花萼5深裂，有短柔毛；花瓣5片，倒卵状匙形，长约1 cm，内面无毛或稍有短毛，外面有短柔毛；雄蕊10枚，花丝合生成管状，无毛或有毛，顶端有裂齿，花药生于裂齿间。核果近肉质，椭圆形或近球形，长1.5～2 cm，宽1～1.5 cm，成熟时淡黄色或黄色。种子椭圆形。花期春季，果期夏季。

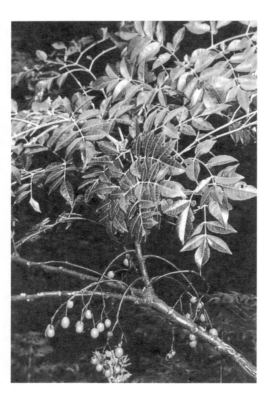

▶**生境分布** 生于旷野平地、路边、村边、疏林下、低山坡，或栽培于村旁、屋旁、池塘边、沟边。分布于我国河北、河南、山东、江苏、浙江、

江西、安徽、福建、台湾、湖北、湖南、广东、广西、海南、四川、贵州、云南等省（区）；亚洲热带及亚热带地区也有分布。

▶**采收加工**　秋季采收，洗净，刮去外层红皮，可减少毒性，鲜用或晒干。用时洗净，切碎。

▶**性味功效**　苦，寒；有小毒。驱虫，燥湿，杀虫，抑制艾滋病病毒。

▶**用量**　5～10 g。

▶**禁忌**　肝炎、肾炎患者，胃及十二指肠溃疡患者等不宜服用。

▶**验方**　艾滋病病毒感染，皮肤瘙痒，潮红，出现小丘疹或水疱，极痒，反复发作或为脓疱疮：苦楝根皮、石榴皮、千里光（菊科）、银花藤各等量。水煎浓汤，外洗敷患处，每日数次。

▶**附注**　苦楝根皮、树皮含melianxanthone、川楝素（toosendanin）、异川楝素（isotoosendanin）、印楝波灵A（nimbolin A）、印楝波灵B（nimbolin B）、苦楝碱（margosine）、$\beta$-谷甾醇、正三十烷、中性树脂、鞣质、苦楝酮（kulinone）、苦楝萜酮内酯（kulactone）、苦楝萜醇内酯（kulolactone）、秦皮酮（fraxinellone）、葛杜宁（gedunin）、苦楝子三醇（melianotriol）、阿魏酸二十六醇酯（hexacosyl ferulate）、阿魏酸二十四醇酯（tetracosylferulate）、阿魏酸二十五醇酯（pentacosyl ferulate）、阿魏酸二十七醇酯（heptacosyl ferulate）、阿魏酸二十八醇酯（octacosyl ferulate）。

药理研究证实，苦楝根皮有抗艾滋病病毒活性，还有抗胃溃疡，抗腹泻和利胆作用以及抗炎活性。根皮煎出液对堇色毛癣菌、同心性毛癣菌、许兰氏黄癣菌、铁锈色小芽胞癣菌、奥杜盎氏小芽胞癣菌、羊毛样小芽胞癣菌、红色表皮癣菌、星形奴卡氏菌等皮肤真菌均有抑菌作用。所含的川楝素和异川楝素能使虫体自发活动加强，出现间歇性剧烈收缩，造成能量供不应求，使虫体失掉附着能力而被排出体外。

# 虎 耳 草

▶**来源** 虎耳草科植物虎耳草 *Saxifraga stolonifera* Curt. 的全草。

▶**形态** 多年生草本，有鞭状细长的匍匐枝，密生卷曲长细毛，有鳞片状叶，先端常长幼株。茎有长腺毛，有1～4枚苞片状叶。单叶，基生叶有长柄，叶片肾形、心形或扁圆形，长1.5～7.5 cm，宽2～12 cm，边缘浅裂，裂片边缘有腺毛和细齿，上面绿色，有腺毛，沿脉处有时有白色斑纹，下面通常紫红色，有腺毛，有斑点；叶柄长达21 cm，有长腺毛；茎生叶披针形，长约6 mm，宽约2 mm。花白色；聚伞圆锥花序；花葶由叶丛中抽出，有腺毛；花梗有腺毛；萼片5片，有腺毛；花瓣5片。其中3片较短，卵形，有黄色斑点，另外2片较长，披针形；雄蕊10枚；花盘半杯状，围绕于子房一侧，有小瘤突。蒴果卵圆形。花、果期4～11月。

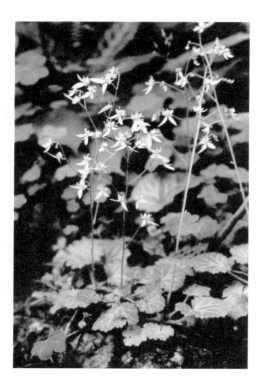

▶**生境分布** 生于阴湿的岩石缝中、林下、溪边、草甸、灌丛。分布于我国陕西、甘肃、河北、河南、江苏、浙江、江西、安徽、福建、台湾、湖北、湖南、广东、广西、海南、四川、贵州、云南等省（区）；朝

鲜，日本等地也有分布。

▶**采收加工** 春、夏季采收，除去杂质，鲜用或晒干。用时洗净，切碎。

▶**性味功效** 辛、苦，寒；有小毒。清热解毒，凉血，抗艾滋病病毒。

▶**用量** 10～15 g。

▶**验方** 艾滋病病毒感染，皮肤湿疹，风疹瘙痒，脓疱疮：虎耳草15 g，蒲公英、紫花地丁、银花藤各30 g，黄连6 g。水煎服；同时取鲜虎耳草适量，捣烂绞汁，加入滑石粉、雄黄粉各少量，调匀搽患处。

▶**附注** 虎耳草全草含岩白菜素（bergenin）、去甲岩白菜素（norb-ergenin）、三甲基去甲岩白菜素（tri-*O*-methyl norbergenin）、虎耳草苷（saxifragin）、槲皮苷（quercitrin）、马栗树皮素（esculetin）、熊果酚苷（arbutin）、desmethylbergenin、硝酸钾、氯化钾等。虎耳草叶含岩白菜素、槲皮素-3-鼠李糖苷（quercitrin）、槲皮素、没食子酸、原儿茶酸、琥珀酸、反甲基丁烯二酸（mesaconic acid）等。虎耳草鲜汁不含淀粉、生物碱、而含钙盐、苷类等、尚含氯化钙等。

药理研究证实，虎耳草有抗艾滋病病毒作用。虎耳草鲜汁对血管有扩张作用。虎耳草所含的钙盐和苷类有强心作用，所含钾盐有利尿作用。

# 侧 柏 叶（扁柏叶）

▶**来源** 柏科植物侧柏 *Platycladus orientalis*（L.）Franco 的枝梢及叶。

▶**形态** 常绿灌木或小乔木。树皮红褐色，通常纵裂成片状剥落。嫩枝扁平，排成一平面，老枝圆柱形。叶小，交互对生，排成4列；叶片鳞形，长1～3 mm，紧贴在枝上，先端微钝，小枝中央的叶片倒卵状菱形或斜方形，两侧的叶片船形，背面有腺点。花黄色或蓝绿色，

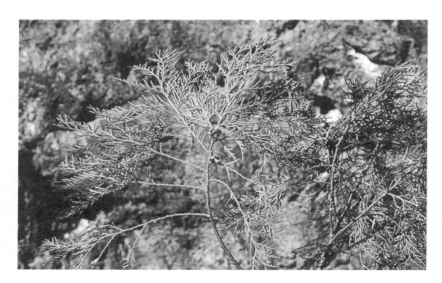

雌雄同株；雄球花卵圆形，黄色，直径约2 mm，单生于枝顶，花药2～4；雌球花近球形，蓝绿色，有白粉，直径约2 mm。球果近卵圆形，直径1.5～2 cm，成熟前肉质，成熟后木质，红褐色，开裂；种鳞4对，近扁平，背部顶端下方有一弯曲钩状尖头。种子卵圆形，顶端微尖，灰色或紫褐色，长约5 mm，宽约3 mm，稍有棱，无翅。花期3～4月，果熟期10月。

▶**生境分布** 生于山坡、干旱地或肥沃湿润地，或栽培于路边、村边、林场、庭院、寺庙附近。几乎遍布于我国各地；朝鲜、越南等地有引种栽培。

▶**采收加工** 夏、秋季采收，除去杂质，鲜用或阴干。用时洗净，切碎。

▶**性味功效** 苦、涩、寒。凉血，止血，止咳，生发，乌发，抗艾滋病病毒。

▶**用量** 6～12 g。

▶**验方** 1. 艾滋病病毒感染，大便出血：侧柏叶、槐花（或槐角）、地榆各15 g，白花蛇舌草（茜草科）、墨旱莲（菊科）各30 g。水煎服。

2. 艾滋病病毒感染，月经周期正常，经来量多，色深红，腰腹胀痛，心烦口渴，尿黄便结：侧柏叶、黄芩、黄柏、白芍、续断各15 g，白花蛇舌草30 g，女贞子、生地黄、熟地黄、槐花、地榆各20 g，甘草6 g。水煎服。

▶附注 侧柏叶含红松内酯（pinusolide）、pinusolidic acid、槲皮苷、缩合型鞣质、侧柏烯（thujene）、α-姜黄烯（α-curcumene）、去氢-α-姜黄烯（dehydro-α-curcumene）、α-雪松烯、β-雪松烯、罗汉柏烯（thujopsene）、β-花柏烯（β-chamigrene）、γ-叩卜任烯、叩巴萜烯（cuparene）、β-欧侧柏酚（β-thujaplicin）、γ-欧侧柏酚（γ-thujaplicin）、α-侧柏萜醇（α-biotol）、β-侧柏萜醇、β-异侧柏萜醇、α-叩巴萜醇（α-cuparenol）、β-叩巴萜醇、γ-叩巴萜醇、雪松醇（cedrol）、韦得醇、韦得醇-α-环氧化物、槲皮素、香橙素（aromadendrine）、杨梅树皮素、花旗松素（taxifolin）、扁柏双黄酮（hinokiflavone）、玛优尔酮（mayurone）、侧柏酮（thujone）、小茴香酮、α-叩巴萜烯酮（α-cuprenone）、β-叩巴萜烯酮、鞣质、树脂等。

药理研究证实，侧柏叶有抗艾滋病病毒活性，对金黄色葡萄球菌、白色葡萄球菌、肺炎双球菌、宋内氏痢疾杆菌有抑菌作用。生侧柏叶水煎剂对京科68-1病毒和疱疹病毒有抑制作用。侧柏叶水煎剂与止血敏均可显著缩短小鼠凝血时间，且两者之间无显著差异。侧柏叶所含的槲皮苷和缩合型鞣质是侧柏叶的止血有效成分。侧柏叶还有镇咳、祛痰、平喘、消炎等作用。

# 金 银 花

▶来源 忍冬科植物红腺忍冬 *Lonicera hypoglauca* Miq. 的花蕾或带初开的花。

▶形态 多年生常绿藤本。茎圆柱形，通常紫红色；嫩枝、叶柄、叶片两面中脉和总花梗均密生短柔毛，有时还有糙毛。单叶对生；叶片卵状长圆形或长椭圆形，长5.5～7.5 cm，宽2.5～4.5 cm，边

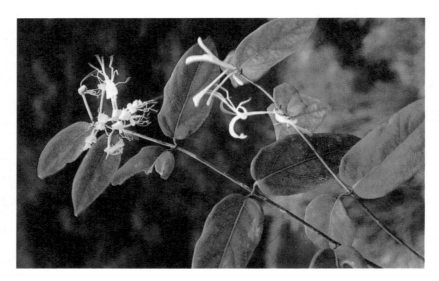

缘全缘，上面有疏柔毛，下面密生柔毛和橘黄色或橘红色腺点。花初开时白色，后变黄色，2朵或多朵生于侧生短枝上或于小枝顶端集合成总状花序；苞片条状披针形，与萼筒几乎等长；小苞片圆卵形，长约为萼筒的1/3，边缘有毛；萼筒无毛，5裂，裂片仅边缘有毛；花冠5裂呈2唇形，长3～4 cm，外面有微柔毛和橘黄色或橘红色腺点；雄蕊5枚，无毛。果实近圆球形，直径约8 mm，成熟时黑色。花期4～5月，果期7～11月。

▶**生境分布**　生于山地灌丛、林边、路边、沟边。分布于我国浙江、江苏、江西、安徽、福建、台湾、湖北、湖南、广东、广西、海南、四川、贵州、云南等省（区）；越南、日本等地也有分布。

▶**采收加工**　初夏花开放前采收，摊席上晾干，晾晒时忌用手翻动，否则花色变黑；阴天可用微火烘干。用时洗净。

▶**性味功效**　甘，寒。清热解毒，抑制艾滋病病毒感染。

▶**用量**　10～15 g。

▶**验方**　1. 艾滋病，发热头痛，乏力，咽痛口干，周身出现淡红色皮疹，瘙痒：金银花、连翘、白花蛇舌草（茜草科）各30 g，黄芩、大青叶、荆芥穗、天花粉、姜黄、川贝母各10 g，淡竹叶、牛蒡子各15 g，甘草、薄荷（后下）各12 g。水煎服。

2.艾滋病病毒感染，身热绵绵，肢体困重，胸闷食少，口苦咽干，心烦，口腻，尿黄：金银花、连翘、薏苡仁各30 g，茵陈蒿、黄芩、栀子各10 g，叶下珠（大戟科）、车前子、海金沙藤（海金沙科）、杏仁各15 g，甘草3 g。水煎服。

▶**附注** 红腺忍冬的花含绿原酸（chlorogenic acid）2.15%～2.4%，还含环己六醇（cyclohexanehexol）。

药理研究证实，金银花有抑制艾滋病病毒作用，还有抑菌、抗炎、止血作用。对链球菌、金黄色葡萄球菌、肺炎双球菌、伤寒杆菌、副伤寒杆菌、绿脓杆菌、白喉杆菌、百日咳杆菌、大肠杆菌、痢疾杆菌、霍乱弧菌、皮肤真菌均有抑菌作用。

# 肿柄菊叶（假向日葵叶、太阳菊叶）

▶**来源** 菊科植物肿柄菊 *Tithonia diversifolia* A. Gray 的叶。

▶**形态** 粗壮直立的灌木状草本，高约2 m。上部分枝，略粗糙，茎密生短柔毛，老茎变无毛。单叶互生；叶片卵形、卵状三角形或近圆形，长7～20 cm，边缘3～5深裂，裂片卵形或披针形，边缘有锯齿，上面绿色，下面灰绿色，有短柔毛，叶脉上的毛较密，基出3脉。头状花序大，似向日葵，宽5～15 cm；花序梗长棒锤状；总苞半球形；花序托有刚硬的托片；总苞片2～4层，顶端钝；边缘为1层舌状花，黄色，雌性，舌片长卵形，顶端有不明显的3齿；中央为管状花，黄色，两性，有密柔毛，顶端5齿；雄蕊5枚，花药连合。瘦果长椭圆形，长约4 mm，扁平，有短柔毛，顶端有多数鳞片状冠毛。花、果期9～11月。

▶**生境分布** 栽培植物或已逸为野生状态，生于村边、路边土壤肥沃湿润处。我国广东、广西、海南、云南等省（区）有栽培或逸为

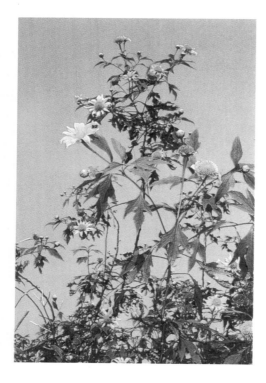

野生；原产墨西哥，美洲其他地区也有分布。

▶**采收加工** 夏、秋季采收，除去杂质，鲜用或晒干。用时洗净，切碎。

▶**性味功效** 苦，凉。清热解毒，抗癌，抗艾滋病病毒。

▶**用量** 10~15 g。

▶**验方** 1. 艾滋病病毒感染，发热，呕吐，腹痛，腹泻：肿柄菊叶、黄芩各15 g，鸡眼草（豆科或蝶形花科）、紫花地丁、酢浆草（酢浆草科）、白花蛇舌草（茜草科）、鱼腥草（后下）各30 g。水煎服。

2. 艾滋病病毒感染，皮肤瘙痒，皮疹为绿豆或黄豆大的水疱、脓疱：鲜肿柄菊叶、苦楝根皮、野菊花各适量。水煎取浓汁，外洗敷患处；同时取肿柄菊叶、蒲公英、紫花地丁、金银花藤各15 g。水煎服。

▶**附注** 肿柄菊叶含 tagichinin C等。叶和地上部分含肿柄菊内酯A、C（tagitinin A、C），粗毛豚草素（hispidulin），肿柄菊倍半萜内酯，6-乙酰-2, 2-二甲基-7-羟基色原烯（6-acetyl-2, 2-dimethyl-7-hydroxychromene）。叶和花含挥发油，油中的主要成分为$\alpha$-蒎烯（$\alpha$-pinene）、柠檬烯（limonene）、（Z）-$\beta$-罗勒烯［（Z）-$\beta$-ocimene］、对孟烯-1, 5-二烯-8-醇（P-mentha-1, 5-dien-8-ol）等。

药理研究证实，肿柄菊叶有抗艾滋病病毒活性，还有抗菌和抗炎作用。肿柄菊叶所含的tagichinin C是抗癌的活性成分，可安全服用。

# 鱼 腥 草

▶**来源**　三白草科植物蕺菜 *Houttuynia cordata* Thunb. 的全草。

▶**形态**　多年生直立草本。揉之有浓烈的鱼腥臭气，故名鱼腥草。根状茎横卧地下，白色，节环状，节上生根。茎无毛或节上有毛。单叶互生；叶片卵形或阔卵形，长4～10 cm，宽2.5～6 cm，边缘全缘或波状，两面无毛或有时叶脉有毛。下面通常紫红色，有腺点；叶柄远短于叶片，无毛；托叶下部与叶柄合生成鞘，通常有毛。花小，淡黄色，聚集成稠密的穗状花序生于枝顶或与叶对生，花序长约2 cm，基部有4片白色花瓣状的总苞片；无花被片；雄蕊3枚。蒴果近球形，顶端开裂。花、果期4～7月。

▶**生境分布**　生于湿润的溪边、田边、园边、林下。分布于我国西南、华中、华南、华东各地及西藏、陕西、甘肃等省（区）；亚洲东部和东南部也有分布。

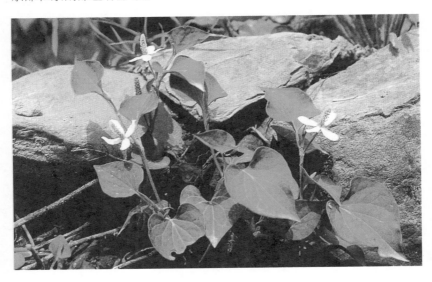

▶**采收加工**　夏、秋季采收，洗净，晒干或鲜用。用时洗净，切短段。

▶**性味功效**　辛，微寒。清热解毒，利尿通淋，抗艾滋病病毒。

▶**用量**　10～25 g。本品含挥发油，不宜久煎，应后下。

▶**验方**　1. 艾滋病病毒感染，肺炎，急、慢性气管炎：鱼腥草（另包，后下）、大青叶、野菊花、白花蛇舌草（茜草科）各30 g，一点红（菊科）、桑白皮各15 g，薄荷（另包，后下）、甘草各10 g。水煎服。

2. 艾滋病病毒感染，尿道内奇痒或灼痛，尿道口有黏液性或带有黄色分泌物：鱼腥草（另包，后下）、海金沙草（海金沙科）、车前草、白花蛇舌草、一点红、板蓝根、黄芩、白茅根各30 g，甘草6 g。水煎服。

▶**附注**　鱼腥草含金丝桃苷（hyperin）、槲皮素、$\beta$-谷甾醇（$\beta$-sitosterol）、绿原酸（chlorogenic acid）、芦丁（rutin）、蕺菜碱（cordarine）、quercitrin、isoquercitrin、palmitic acid、linoleic acid、oleic acid、豆甾醇、菜豆醇等。鱼腥草含挥发油0.05%、主要成分为鱼腥草素（癸酰乙醛，decanoyl acetaldehyde）、芳樟醇（linalool）、$\alpha$-蒎烯（$\alpha$-pinene）、甲基正壬基酮（2-undecanone）、月桂烯（myrcene）、$\alpha$-柠檬烯（$\alpha$-limonene）、乙酸龙脑酯（bornyl acetate）、莰烯（camphene）、丁香烯（caryophellene）、月桂醛（dodecanaldehyd）等。

药理研究证实，鱼腥草有抗艾滋病病毒活性的作用，可显著提高外周血T淋巴细胞的比例，还可显著降低白细胞移行指数，提高特异性玫瑰花形成细胞数和中性细胞吞噬率。鱼腥草对非发酵菌属即假单孢菌属、产碱杆菌属抑制作用最强，对无色杆菌属、土壤杆菌属、黄杆菌属有明显抑制作用，对摩拉杆菌属、不动杆菌属也有一定的抑制作用，还有抗流感病毒作用。鱼腥草挥发油对金黄色葡萄球菌、八叠球菌、肺炎球菌、乙型溶血性链球菌有抑菌作用。鱼腥草挥发油中的鱼腥草素、芳樟醇、$\alpha$-蒎烯、甲基正壬基酮是抗菌的有效成分。鱼腥草对流行性出血热病毒（EHFV）有抑制作用。鱼腥草的鱼腥气味是由于含鱼腥草素（癸酰乙醛）所致。

# 狗　脊（金毛狗脊、黄狗头）

▶**来源**　蚌壳蕨科植物金毛狗 *Cibotium barometz*（L.）J. Smith. 的根茎。

▶**形态**　多年生直立大草本，高2~3 m。根茎短而粗大，平卧或有时转为直立，密生金黄色长绒毛。叶大，卵状长圆形，簇生，近革质；叶柄长达1.2 m，基部密生金黄色长绒毛；叶片长达1.8 m，三回羽状分裂，末回裂片镰状披针形，长1~1.4 cm，宽约3 mm，上面绿色，下面粉白色，边缘有锯齿，两面均无毛。孢子囊群圆形或稍呈长圆形，着生于末回裂片边缘的侧脉顶上，棕褐色，成熟时两瓣张开，形似蚌壳。孢子囊群于夏季生出。

▶**生境分布**　生于土山山坡林下阴湿处、山沟边。分布于我国河南、浙江、江西、福建、台湾、湖北、湖南、广东、广西、海南、四川、贵州、云南等省（区）；亚洲热带其他地区也有分布。

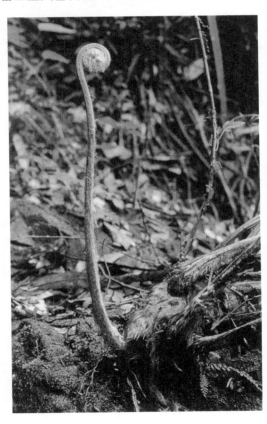

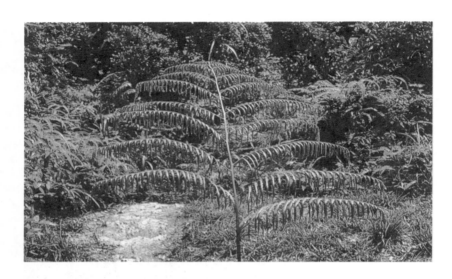

▶**采收加工**　秋、冬季采收，除去泥杂，削去细根、叶柄及黄色绒毛，直接晒干或蒸熟后晒干。用时洗净，润透，切薄片，晒干。

▶**性味功效**　苦、甘，温。祛风湿，补肝肾，强腰膝，利关节，抗艾滋病病毒。

▶**用量**　6～15 g。

▶**禁忌**　阴虚有热，小便不利者慎服。

▶**验方**　艾滋病病毒感染，发热，关节肿痛，活动不便：狗脊、钩藤、鸡血藤、海风藤（木兰科或五味子科异形南五味子根或茎）各15 g，白花蛇舌草（茜草科）30 g，丁公藤（旋花科）10 g。水煎服。药渣煎水外洗患处。

▶**附注**　金毛狗的根茎含 $\beta$-谷甾醇、硬脂酸、$\beta$-谷甾醇-3-$O$-（6′-正 $N$ 酰氧基）-$\beta$-D-葡萄糖苷、胡萝卜苷、原儿茶酸、咖啡酸、棕榈酸、棕榈酸甲酯、亚油酸、硬脂酸乙酯、蕨素 Y（pterosin Y）、异组织蕨素 A（isohistopterosin A）、鞣质、淀粉等。

　　药理研究证实，狗脊有抗艾滋病病毒活性。狗脊对流感病毒有抑制作用，对肺炎双球菌有抑菌作用。

# 茵 陈

▶**来源**　菊科植物茵陈蒿 *Artemisia capillaris* Thunb. 的地上部分。

▶**形态**　多年生直立草本。全株特别是嫩枝叶揉烂有浓烈香气。茎、枝初时密生绢质柔毛，后脱落无毛。叶互生，基生叶与茎下部叶二（或三）回羽状全裂，每侧裂片2～3枚，末回小裂片狭线形或狭线状披针形，通常伸直不弧曲，长5～10 mm，宽0.5～1.5 mm；叶柄长3～7 mm；茎中部叶二至三回羽状全裂，末回裂片狭线形或丝线形，细直不弧曲，长8～12 mm，宽0.3～1 mm，顶端尖，近无毛，近无柄。花小，淡紫色或黄绿色；头状花序卵球形，直径约2 mm，有短梗，此头状花序在分枝上排成总状，在茎上排成圆锥状，顶生；全为管状花；总苞片无毛，顶端不反卷；花冠管状，5裂；雄蕊5枚，花药连合；瘦果小，长圆形。花、果期7～10月。

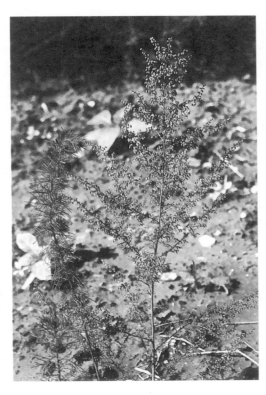

▶**生境分布**　生于河岸沙砾地、海岸附近湿润沙地、盐碱地、旷野草地、路边、地埂、山坡。分布于我国辽宁、陕西、

河北、河南、山东、江苏、浙江、江西、安徽、湖南、湖北、广东、广西、海南、福建、台湾、四川等省（区）；越南、柬埔寨、菲律宾、马来西亚、印度尼西亚、日本、朝鲜、俄罗斯远东地区也有分布。

▶**采收加工**　春季当苗高6～10 cm时采挖全草，去根，或割取嫩叶，除去杂质，晾干（此时采收的称绵茵陈）；秋季花蕾长成时采割地上部分，除去杂质及老茎，阴干或晾干（此时采收的称茵陈蒿）。

▶**性味功效**　苦、辛，微寒。清热利湿，利胆退黄，抗艾滋病病毒。

▶**用量**　6～15 g。

▶**验方**　1. 新生儿感染艾滋病病毒，发热，乳食减少，腹胀，小便深黄，大便秘结：茵陈、鸡眼草（豆科或蝶形花科）、叶下珠（大戟科）各6 g，白花蛇舌草（茜草科）20 g，板蓝根10 g，生地黄、天花粉各5 g，夏枯草3 g，甘草、大黄（后下）、栀子各2 g。水煎服。

2. 艾滋病病毒感染，皮肤瘙痒，搔抓后局部发红，成块成片，越搔抓越多，奇痒难忍，灼热，脘腹疼痛，大便秘结：茵陈、黄芩、防风、荆芥、连翘各15 g，麻黄、川芎、当归、苍耳草（菊科）、白花蛇舌草（茜草科）、甘草、大黄（后下）各10 g。水煎服。同时取茵陈、苦参、百部各适量，水煎取浓汤，加入雄黄6 g调匀，外洗患处。

▶**附注**　茵陈蒿地上部分含茵陈色原酮（capillarisin），4′-甲基茵陈色原酮（4′-methylcapillarisin），7-甲基茵陈色原酮（7-methylca-pillarisin），6-去甲氧基-4′-甲基茵陈色原酮（6-demethoxy-4′-methylcapil-larisin），6-去甲氧基茵陈色原酮（6-demethoxycapillarisin），capillar-idin-A、-B、-C、-D、-E、-F、-G、-H，scoparone，scopoletin，isoscopoletin，artepillin A，artepillin C，6,7-dimethylesculetin，茵陈蒿黄酮（arcapillin），异茵陈蒿黄酮（isoarcapillin），茵陈蒿酸A（capillartemisin A），茵陈蒿酸B（capillartemisin B），茵陈蒿酸B$_1$（capillartemisin B$_1$），中国蓟醇（cirsilineol），滨蓟黄素（cirsimari-tin），芫花素（genkwanin），鼠李柠檬素（rhamnocitrin），茵陈素（capillarin），茵陈二炔酮（capillin），茵陈烯炔（capillene），O-me-thoxycapillene，泻鼠李素，茵陈多肽，绿原酸，咖啡酸。花蕾含槲皮

素（quercetin），茵陈色原酮，茵陈素，茵陈蒿黄酮等。地上部分还含挥发油约1％，油中主要有α-蒎烯（α-pinene），β-蒎烯（β-pinene），β-香叶烯，柠檬烯（limonene），α-柠檬烯，β-石竹萜烯，茵陈二炔，α-松油烯（α-terpinene），γ-松油烯，β-月桂烯（β-myrcene），α-葎草烯（α-humulene），β-古芸烯（β-gurjunene），β-榄香烯（β-elemene），茵陈二炔酮，去甲茵陈二炔（norcapillene），茵陈炔醇（capillanol），邻-甲氧基茵陈二炔（O-methoxycapillene），5-苯基-1,3-戊二炔（5-phenyl-1,3-pentadiyne），苯酚（phenol），邻甲苯酚（O-cresol），对甲苯酚（p-cresol），间甲苯酚（m-cresol），邻-乙基苯酚（O-ethylphenol），对-乙基苯酚（p-ethylphenol），丁香油酚（eugenyl），棕榈酸（palmitic acid），硬脂酸（stearic acid），油酸（oleic acid），亚油酸（linoleic acid），癸酸（capric acid），肉豆蔻酸（myristic acid），月桂酸（lauric acid），己酸（caproic acid），丁酸（butyric acid），茵陈素，3,5-二甲氧基烯丙基苯（3,5-dimethoxyallyl benzene），马栗树皮素二甲醚（aesculetin dimethylether），去氢镰叶芹醇（dehydrofalcarinol），去氢镰叶芹酮（dehydrofalcarinone）。

药理研究证实，茵陈有抗艾滋病病毒活性和抗肿瘤活性的作用。茵陈的毒副作用极小，具有保肝作用和降低胆固醇作用。所含的茵陈素有较好的解热作用，所含的茵陈多肽具有显著的保护肝的作用，并可显著增强小鼠巨噬细胞的吞噬能力。所含的茵陈色原酮是茵陈抗肿瘤的有效成分之一，其抗肿瘤的机制是通过直接杀伤肿瘤细胞。所含的蓟黄素和茵陈色原酮有利于保护胆和肝的作用，在体外能抑制 Hela 细胞的增殖，还能抑制 Ehrlich 腹水癌细胞增殖。茵陈水煎剂对致癌剂黄曲霉毒素$B_1$（$AFB_1$）的致突变作用有显著抑制效果，并呈剂量效应关系，提示茵陈水煎剂可能对预防肝癌有意义。此外，茵陈水煎剂对正常大鼠均有较强利胆作用，可促进胆汁分泌，提高胆汁流量，同时对肝细胞功能有保护作用。茵陈挥发油具有利胆作用，其中的主要成分为茵陈二炔。茵陈所含茵陈蒿酸和栗树皮素二甲醚也有利胆作用。茵陈挥发油中所含的茵陈二炔酮对皮肤病的病原性丝状菌有很强的抑制作用及杀菌作用。菌陈所含的泻鼠李素和茵陈色原酮还具有很强的防龋作用。

# 荔 枝 核

▶**来源** 无患子科植物荔枝 *Litchi chinensis* Sonn. 的成熟种子。

▶**形态** 常绿乔木，高4～8 m。树皮灰黄褐色或灰黑色。嫩枝无毛或有紧贴微柔毛。双数羽状复叶互生，小叶2～4对，近对生；小叶

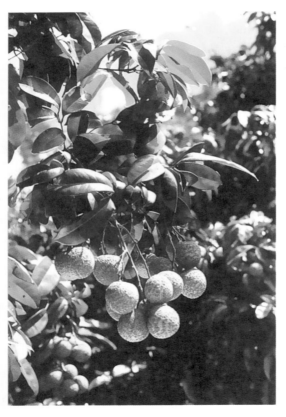

片披针形或长椭圆形至卵状披针形，长5～15 cm，宽2～5 cm，先端尖，基部狭而偏斜，边缘全缘，两面均无毛，下面粉绿色。花小，无花瓣，单性，雌雄同株；聚伞圆锥花序顶生，花序轴有黄色短绒毛；花萼杯状，4或5浅裂，有金黄色短绒毛；雄蕊6～7枚，有时8枚。核果卵圆形或近球形，长2～3.5 cm，外果皮有瘤状凸起，成熟时暗红色或鲜红色。种子1颗，淡棕色，平滑，全被白色、肉质、味

甜、半透明的假种皮所包裹。花期春季，果熟期夏季。

▶生境分布　栽培植物。我国广东、广西、海南、福建、云南等省（区）有栽培，台湾、四川等地有引种；亚洲东南部也有栽培，非洲、美洲、大洋洲也有引种。

▶采收加工　夏季采收成熟果实，剥取种子，洗净，晒干。用时洗净，捣碎。

▶性味功效　苦、涩，温。理气止痛，散寒，散结，抗艾滋病病毒。

▶用量　10～15 g。

▶验方　1. 艾滋病病毒感染，妇女经前或经期小腹胀痛，行经量少而淋漓不尽，乳房胀痛：荔枝核、当归、香附各15 g，红花、丹皮、乌药、枳壳、桃仁、延胡索、川芎各10 g，甘草6 g。水煎服。

2. 艾滋病病毒感染，脾虚久泻，面色萎黄，脘腹胀闷不舒，饮食减少，大便时溏时泻，水谷不化，肢倦乏力：荔枝核、诃子、石榴皮（安石榴科）各15 g，人参（另包，冲服）、白术各10 g，薏苡仁、白扁豆各30 g，大枣5枚。水煎服。

▶附注　荔枝成熟种子含皂苷、鞣质、$\alpha$-亚甲基环丙基甘氨酸 $\alpha$-methylenecyclopyl（glycine）、油酸（oleic acid）、亚油酸（linoleic acid）、半合成环丙基脂肪酸（semisynthetic cyclopropanoic fatty acids）、其中主要为二氢苹婆酸（dihydrosterculic acid）、顺-7,8-亚甲基十六烷酸（cis-7,8-methylenehexacdecanoic acid）、顺-5,6-亚甲基十四烷酸（cis-5,6-methylenelhetetradecanoic acid）、顺-3,4-亚甲基十二烷酸（cis-3,4-methylenedodecanoic acid）、顺-法生油酸（cis-vaccenoie acid）、还含挥发油、油中主要含3-羟基丁酮（3-acetoin）、2,3-丁二醇（2,3-butanediol）、珀珀烯（copaene）、顺式丁香烯（cis-caryophyllene）、别香橙烯（allo-aromadendrene）、葎草烯（humulene）、$\delta$-毕澄茄烯（$\delta$-cadinene）、$\alpha$-姜黄烯（$\alpha$-curcumene）、二氢白菖考烯（calamenene）、喇叭茶醇（ledol）、愈创木薁（guaiazulene）、xanthorrhizol、棕榈酸（palmitic acid）等13种成分。还含天冬氨酸（asparagine）、酪氨酸（tryosine）、丙氨酸（alanine）、

苏氨酸（threorine）、缬氨酸（valine）以及磷、钙、锌、钠、钾、镉、铜、铅、锰、铁、抗坏血酸（L-ascorbic acid）、二溴乙烷（ethylene dibrounide）、蛋白质、还原糖等。

药理研究证实，荔枝成熟种子有抗艾滋病病毒活性的作用。荔枝核既能降低正常小鼠的血糖，又能降低四氧嘧啶所致小鼠的高血糖，其效应分别与格列本脲和苯乙双胍几乎等效。荔枝种仁油对改善血脂水平、防止心血管疾病有良好的保护作用。荔枝核水提物是一种高效抑制乙型肝炎病毒表面抗原（HBsAg）的药物。荔枝核所含的α-亚甲基环丙基甘氨酸有降低血糖作用，临床用于治疗糖尿病。

# 栀 子（山栀、黄栀子）

▶**来源** 茜草科植物栀子 *Gardenia jasminoides* Ellis 的成熟果实。

▶**形态** 常绿灌木，高1～2 m。枝圆柱形，灰色，无毛，嫩枝绿色，有短柔毛。根粗壮，淡黄色。单叶对生或3叶轮生；叶片长圆状椭圆形或长圆形，有时为倒卵状长圆形，长5～14 cm，宽2～5 cm，先端尖，基部狭，边缘全缘，两面均无毛；托叶膜质，基部合生成鞘状，包围小枝。花大，白色，直径2.5～7 cm，单朵顶生或腋生；花萼圆筒形，长2～3 cm，通常有5～6条翅状纵棱，先端5～6裂，裂片条状披针形，比萼筒稍长；花冠筒长3～4 cm，5～6裂，裂片倒卵形；雄蕊5枚。果实倒卵形或长椭圆形，长2～4 cm，直径1.5～2 cm，有翅状纵棱5～6条，顶端有宿存的萼裂片5～6片，成熟时黄色。种子多数，扁球形，集结成团，外有黄色黏物质。花期6～7月，果期8～10月。

▶**生境分布** 生于山坡疏林下，灌丛中，或栽培于向阳的土山坡及庭园。分布于我国江苏、浙江、江西、安徽、湖北、湖南、福建、台湾、广东、广西、海南、四川、贵州、云南等省（区）；越南、日本等地也有分布。

▶**采收加工** 秋季果实成熟时采收，除净杂质，沸水中略烫或蒸

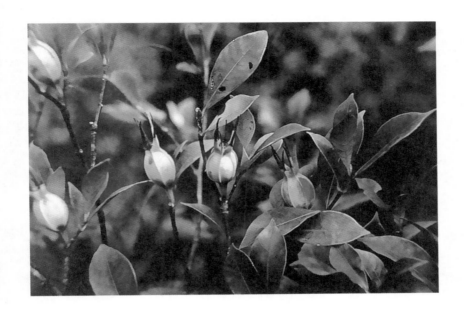

至上汽后，取出晒干。用时洗净，捣碎。

▶**性味功效**　苦，寒。凉血解毒，清热利湿，泻火除烦，抗艾滋病病毒，抗肿瘤。

▶**用量**　6～10 g。

▶**验方**　1. 艾滋病病毒感染，妇女经期衄血，量较多而色红，口苦咽干，头晕耳鸣，尿黄便结：栀子、黄芩、马鞭草（马鞭草科）各6 g，当归、白芍、生地黄各10 g，白花蛇舌草（茜草科）、白茅根、墨旱莲各15 g，牛膝、甘草、牡丹皮各6 g。水煎服。

2. 艾滋病病毒感染，发热口渴，小便短少而色黄，大便秘结，恶心呕吐，食欲不振：栀子、地耳草（藤黄科或金丝桃科）、叶下珠（大戟科）、白花蛇舌草（茜草科）、茵陈各30 g，大黄、车前草、海金沙草各10 g。水煎服。

▶**附注**　栀子果实含熊果酸（ursolic acid）、绿原酸（chlorogenic acid）、栀子苷（gardenoside）、栀子新苷（gardoside）、京尼平

（genipin）、京尼平苷（geniposide）、京尼平-L-β-D-龙胆双糖苷（genipin-L-β-D-gentiobioside）、鸡屎藤次苷甲酯（scandoside methyl ester）、京尼平苷酸（geniposidic acid）、去乙酰基车叶草苷酸（deacetyl asperulosidic acid）、去乙酰车叶草苷酸甲酯（methyl deacetyl asperulosidate）、京尼平-L-β-葡萄糖苷（genipin-L-β-glucoside）、genipin-L-β-gentiobioside、山栀苷（shanzhiside）、10-乙酰京尼平苷（10-acetylgeniposd）、6″-对-香豆酰基京尼平龙胆双糖苷（6″-p-coumaroyl genipin gentiobioside）、3,4-二-O-咖啡酰基奎宁酸（3,4-di-O-caffeoyl quinic acid）、3-O-咖啡酰基-4-O-芥子酰基奎宁酸（3-O-caffeoyl-4-O-sinapoyl quinic acid）、3,5-二-O-咖啡酰基-4-O-（3-羟基-3-甲基）戊二酰基奎宁酸［3,5-di-O-caffeoyl-4-O-（3-hydroxy-3-methyl）glutaroyl quinic acid］、藏红花酸（crocetin）、藏红花素（crocin）、藏红花素葡萄糖苷（crocinglucoside）、3,4-二咖啡酰基-5-（3-羟基-3-甲基戊二酰基）奎宁酸［3,4-dicaffeoyl-5-（3-hydroxy-3-methyl glutaroyl）quinic acid］、芸香苷（rutin）、D-甘露醇（D-mannitol）、β-谷甾醇（β-sitosterol）、胆碱（choline）、葡萄糖苷（glucoside）、丹宁、精油、二十九烷（nonacosane）、叶黄素（xanthophyll）、gardenamide、6α-butoxygeniposide、6β-butoxygeniposide、6″-o-p-cis-coumaroylgenipin gentiobioside、jasminoside A、jasminoside B、jasminoside C、jasminoside D、jasminoside E等，还含黄色素。

栀子果实挥发油（棕红色）含85种化合物，主要成分为反-2,4-癸二烯醛（10.7%）。该挥发油的组成有萜类20种，其中单萜7种（3.33%），倍半萜12种（4.72%），二萜1种（0.72%）；其余为醛类22种（21.12%），酮类9种（7.19%），醇类3种（0.26%），脂肪酸6种（7.18%），内酯1种（0.15%）等成分。栀子挥发油得率为0.033%，其中相对含量高的成分为硬脂酸和12-乙酰氧基-9-十八碳烯酸甲酯。

药理研究证实，栀子果实所含的熊果酸对艾滋病病毒Ⅰ型蛋白酶活性有较强的抑制作用，还有抗肿瘤、抗氧化和抗糖尿病等作用。所含的京尼平苷和京尼平有泻下和利胆作用。栀子果实煎剂及提取物有降血压和保肝作用。栀子果实对鼠艾氏腹水癌有抑制作用。对金黄色葡萄球菌、脑膜炎双球菌、白喉杆菌、卡他球菌和部分皮肤真菌有抑菌作用。以胰、肝、胃、小肠的血流为指标，观察栀子果实对实验性急性出血坏死性胰腺炎的防治作用，结果显示胰腺炎早期各脏器血流明显降低，栀子可使血流均有所回升，其中以胰腺血流的恢复最明显。

# 枸 骨 叶（角刺茶、安徽苦丁茶）

▶**来源**　冬青科植物枸骨 *Ilex cornuta* Lindl. ex Paxt. 的叶及嫩叶。

▶**形态**　常绿灌木或小乔木，高2～4 m。树皮灰白色，光滑。单叶互生，厚革质；叶片四角形或近四角状长圆形，长4～10 cm，宽2～5 cm，顶端有3枚硬尖刺齿，中间1枚常反曲，基部截平或圆，两侧有尖硬刺齿1～2枚，两面均无毛；叶柄长约3 mm。花黄绿色或绿白色，直径约7 mm；雌雄异株；聚伞花序腋生，成簇生于二年生枝上，无总花梗；苞片卵形，有柔毛，边缘有缘毛，顶端尖，基部有芒状体；花

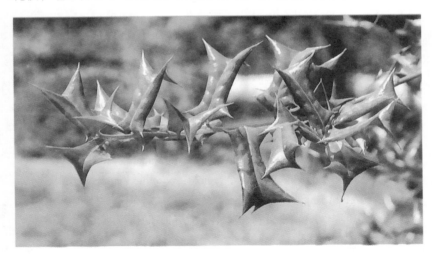

萼宿存，4裂，裂片阔三角形，有短柔毛，边缘有缘毛；花瓣4片，长椭圆状卵形，长约4 mm，基部稍合生，顶端有疏缘毛；雄蕊4枚，与花瓣近等长。核果近球形，成熟时红色，直径8～10 mm，有4分核，骨质。花期4～5月，果期9～10月。

▶**生境分布** 生于平地、丘陵山坡、山谷、溪边、林边、灌丛中或栽培。分布于我国安徽、江苏、浙江、江西、湖北、湖南、福建、广东、广西、海南等省（区）。

▶**采收加工** 夏、秋季采收，除去杂质，晒干。用时洗净，切碎。

▶**性味功效** 苦，凉。清热养阴，平肝，益肾，抗艾滋病病毒。

▶**用量** 10～15 g。

▶**验方** 艾滋病病毒感染，头痛，头晕，耳鸣，心悸，烦躁，失眠：枸骨叶20 g，菊花、夏枯草、酢浆草各15 g，积雪草（伞形科）、白花蛇舌草（茜草科）各30 g，大枣10枚。水煎服。

▶**附注** 枸骨嫩叶含熊果酸（ursolic acid）、枸骨苷甲（cornutaside A）、枸骨苷乙（cornutaside B）、枸骨苷丙（cornutaside C）、枸骨苷丁（cornutaside D）、胡萝卜苷（daucosterol）、地榆糖苷（ziguglucoside）、地榆糖苷Ⅰ（ziguglucoside Ⅰ）、羽扇豆醇（lupeol）、冬青苷Ⅰ甲酯（ilexside Ⅰ methyl ester）、冬青苷Ⅱ（ilexside Ⅱ）、枸骨糖脂素甲（cornutaglycolipide A）、枸骨糖脂素乙（cornutaglycolipide B）、3,4-二咖啡酰金鸡钠酸（3,4-dicaffeoylquinic acid）、3,5-二咖啡酰金鸡钠酸（3,5-dicaffeoylquinic acid）、腺苷（adenosine）、咖啡碱（caffeine）、29-羟基齐墩果酸-3$\beta$-$O$-$\alpha$-L-吡喃阿拉伯糖基-28-$O$-$\beta$-D-吡喃葡萄糖苷（29-hydroxyoleanolic acid-3$\beta$-$O$-$\alpha$-L-arabinopyranosyl-28-$O$-$\beta$-D-glucopyranoside）、坡模酸-3$\beta$-$O$-$\alpha$-L-2-乙酰氧基吡喃阿拉伯糖基-28-$O$-$\beta$-D-吡喃葡萄糖苷（pomolic acid 3$\beta$-$O$-$\alpha$-L-2-acetoxyarabinopyranosyl-28-$O$-$\beta$-D-glucopyranoside）、pomolic acid, pomolic acid glycoside、新木脂体（neolignan）即2-（3-甲氧基-4-羟苯基）-3-羟甲基-7-甲氧基苯并呋喃-5-丙烯酸甲酯［2-（3-methoxy-4-hydroxyphenyl）-3-hydroxymethyl-7-methoxybenzofuran-5-propenoic acid methyl ester］。

药理研究证实，枸骨叶所含的熊果酸能对艾滋病病毒Ⅰ型蛋白酶活性有较强的抑制作用，还有抗肿瘤、抗糖尿病、抗疟、抗氧化和抗突变的作用。所含的腺苷有显著增加冠状动脉流量，降低冠状动脉阻力，并有抗血小板凝聚作用。所含的3,4-二咖啡酰金鸡钠酸对大鼠有较强促进前列腺环素（$PGI_2$）的释放和抗血小板聚集作用。枸骨嫩叶丙酮提取物对大鼠有显著抗早孕作用。

# 钩 藤

▶**来源**　茜草科植物钩藤 *Uncaria rhynchophylla*（Miq.）Miq. ex Havil. 的带钩茎枝。

▶**形态**　攀缘状灌木。嫩枝四方形，无毛，常有白粉；茎枝圆柱形或类方形，叶腋有对生的两钩，钩尖向下弯曲，或仅一侧有钩，另一侧为凸起的疤痕，钩的长度1～2 cm。单叶对生；叶片椭圆形或卵状披针形，长6～9 cm，宽3～6 cm，边缘全缘，上面无毛，下面粉绿色，脉腋内常有丛毛，干后变褐红色；叶柄长0.8～1.2 cm；托叶2深裂，裂片长6～12 mm。花小，黄色或黄白色，聚合成球形的头状花序，直径2～2.5 cm，单个生于叶腋或排成总状

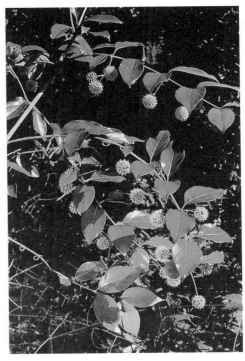

花序生于枝顶；花萼筒5裂；花冠筒长约7 mm，5裂；雄蕊5枚。果实倒圆锥形，长7～10 mm，直径1.5～2 mm，有疏柔毛，聚合成一球状体。种子多数，细小，两端有翅。花期6～7月，果期10～11月。

▶**生境分布**　生于山坡路边、溪边、林边、疏林下或湿润灌丛中。分布于我国陕西、甘肃、浙江、江西、福建、湖南、广东、广西、贵州、云南等省（区）；日本等地也有分布。

▶**采收加工**　同大叶钩藤。

▶**性味功效**　同大叶钩藤。

▶**用量**　同大叶钩藤。

▶**验方**　同大叶钩藤。

艾滋病病毒感染，小儿不明原因发热，烦躁不安，易啼易怒，消化不良，小便短赤：钩藤、薏苡仁、谷芽各10 g，黄芩、栀子、山楂、淡竹叶、蝉蜕各5 g，含羞草（含羞草科或豆科）6 g，灯心草2 g。水煎服。

▶**附注**　钩藤含钩藤碱（rhynchophylline）、异钩藤碱（isorhync-hophylline）、去氢钩藤碱（corynoxeine）、异去氢钩藤碱（isocorynoxeine）、柯楠因碱（corynantheine）、二氢柯楠因碱（dihydrocorynantheine）、毛钩藤碱（hirsutine）、去氢硬毛钩藤碱（hirsuteine）、akuammigine、geissoschizine methyl ether、$3\alpha$-dihydrocadambine、$3\beta$-iso-dihydrocadambine、柯诺辛（corynoxine）、柯诺辛B（corynoxine B）、$3\beta,6\beta,19\alpha$-trihydroxyurs-12-en-28-oic-acid、$3\beta,6\beta$-dihydroxyurs-12,18（19）-dien-28-oic-acid（即钩藤苷元A）、$3\beta$-hydroxyurs-5（6）、12,18（19）-trien-28-oic acid（即钩藤苷元B）、$3\beta,6\beta,23$-trihydroxyolean-12-en-28-oic acid（即钩藤苷元C）、$3\beta,19\alpha$-dihydroxyurs-5,12-dien-28-oic-acid（即钩藤苷元D）、常春藤苷元（hederagenin）、$3\beta,6\beta,19\alpha$-trihydroxy-23-oxo-urs-12-en-oic acid、$3\beta$-hydroxyurs-12-en-27,28-dioic acid、$\beta$-谷甾醇、6-甲氧基-7-羟基香豆素（scopoletin）。

药理研究证实，钩藤有抗艾滋病病毒活性的作用。钩藤碱可抑制兔主动脉平滑肌的收缩，降低细胞内钙浓度，有增加肺动脉平滑肌细胞$K_{Ca}$开放作用，有明显改善细胞变形能力的作用，能降低脑内一氧化氮合酶（NOS）的活性，对脑缺血可能产生保

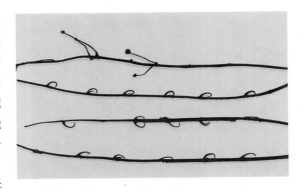

护作用，还有抗心律失常，降压和镇静作用。异钩藤碱的降压作用强于钩藤碱，且对左侧肾血流量（RBF）无不良影响。钩藤总碱有明显的神经传导阻滞、浸润麻醉和椎管内麻醉作用，而钩藤碱则无。

# 姜 黄（黄姜）

▶**来源**　姜科植物姜黄 *Curcuma longa* L. 的根茎。

▶**形态**　多年生直立草本，高约 1 m，主根茎膨大，肉质，圆柱形，横生，其上侧生有多数卵圆形的根茎，侧生根茎长 2～5 cm，直径 1～3 cm，外皮深黄色，有明显的环形节，内面金黄色或橙黄色，有芳香气；须根多数，末端常膨大成纺锤形块根（中药称郁金），外皮灰褐色，内面黄色。单叶基生，有长柄；叶片直立，长圆形或椭圆形，长 20～45 cm，宽 10～20 cm，先端尖，基部狭，边缘全缘，两面均无毛，上面绿色，下面淡绿色。秋季开花，花葶由顶部叶鞘抽出；穗状花序圆柱状，长 10～18 cm，宽 4～9 cm，有密集的苞片；苞片卵形，长 3～5 cm，绿白色，顶部白色，边缘淡红色；花萼短，白色，2 齿裂或 3 齿裂；花冠漏斗状，淡黄色，裂片 3 片；侧生退化雄蕊花瓣状，与花丝基部合生；唇瓣倒卵形，黄色，中部深黄色，顶端微缺；发育雄蕊 1 枚，花药无毛，药隔基部有 2 角状距；子房 3 室。蒴果近球形，成熟

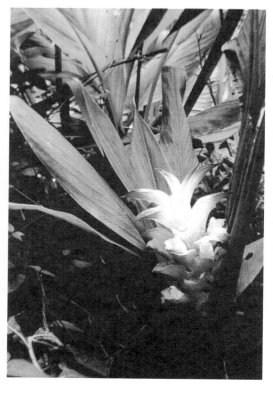

时3瓣裂。花、果期8~11月。

▶**生境分布**　栽培植物或野生于湿润的平地草坡、林边、沟边向阳处。分布于我国福建、台湾、湖南、广东、广西、海南、云南、西藏等省（区）；东亚及东南亚等地也有分布。

▶**采收加工**　冬季叶枯萎时采收，洗净，除去须根，蒸或煮至透心，晒干。用时洗净，润透，切薄片。

▶**性味功效**　辛、苦，温。破瘀，行气，通经，止痛，抗肿瘤，抗艾滋病病毒。

▶**用量**　3~10 g。

▶**禁忌**　孕妇及月经过多者忌用。

▶**验方**　1. 艾滋病病毒感染，肝郁气滞，消化不良，胸胁作痛：姜黄、香附、当归、白芍、木香、郁金各10 g，白花蛇舌草（茜草科）、叶下珠各30 g，甘草3 g。水煎服。

2. 艾滋病病毒感染，血积腹痛，月经不调：姜黄、当归、白芍、牡丹皮、莪术、红花、延胡索各10 g，地黄15 g，川芎6 g，白花蛇舌草30 g。水煎服。

▶**附注**　姜黄的根茎含姜黄素（curcumin）、去甲氧基姜黄素（demethoxycurcumin）、双去甲氧基姜黄素（bisdemet-hoxycurcumin）、monodemet-hoxycurcumin、阿魏酸（ferulic acid）、咖啡酸（caffeic acid）、对香豆酸（*P*-coumaric acid）、反肉桂酸（*trans*-cinnamic acid）、curcuminoids。姜黄根部含挥发油2.4％～4％、油中鉴定出51种化合物、主要有姜黄酮、姜黄烯、姜黄素、香桧烯、水芹烯、龙脑、莪术二酮、莪术醇、吉马酮、异莪术烯醇、*α*-蒎烯、莰烯、*β*-蒎烯、柠檬烯、桉油素、松油烯、芳樟醇、异龙脑、樟脑、丁香烯、丁香酚、芳姜黄酮等。

药理研究证实，姜黄所含的姜黄素有抗艾滋病病毒作用，对急性和慢性艾滋病病毒感染都有效，还有抗炎、抗菌、保肝、抗癌、抗病毒等作用。姜黄素对人胃腺癌细胞有一定的毒性作用，有抗二甲基苯蒽、苯并芘的致突变作用，可作为肿瘤化学预防剂使用。姜黄所含的吉马酮、异莪术烯醇对癌细胞有抑制作用。姜黄挥发油有强烈的广谱抗真菌作用，姜黄素异构体也有较强的抗真菌作用，临床用于治疗足

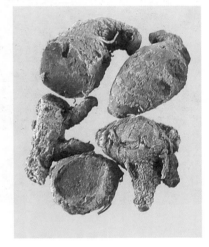

癣，疗效达95％以上，平均治疗次数1～3次。姜黄素对乙醇造成的膜或细胞器损害有明显防护作用。

# 穿 心 莲（榄核莲、一见喜）

▶**来源** 爵床科植物穿心莲 *Andrographis paniculata*（Burm. f.）Nees 的地上部分。

▶**形态** 一年生直立草本，高50～80 cm。茎四方形，节膨大，

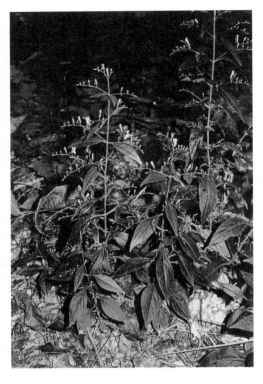

枝对生，无毛。单叶对生；叶片椭圆形或椭圆状披针形，长6～7 cm，宽2～3 cm，边缘有小锯齿或近全缘，两面均无毛。茎、叶味极苦。花白色带淡紫色斑纹；圆锥花序生于枝顶或上部叶腋；花萼5深裂；花冠唇形；发育雄蕊2枚。蒴果直立，有棱，椭圆形，稍扁似橄榄核，长约1.5 cm，宽约0.5 cm，疏生腺毛，内有种子约12粒。种子有种钩。花、果期10～11月。

▶**生境分布** 栽培植物。我国浙江、江西、福建、台湾、广东、广西、海南等省（区）有栽培；印度、巴基斯坦、斯里兰卡、孟加拉等地也有栽培。

▶**采收加工** 夏、秋季采收，除去杂质，扎成小把，晒干。用时洗净，切短段。

▶**性味功效** 苦，寒。清热解毒，凉血，消肿，抗癌，抑制艾滋病病毒。

▶**用量** 6～10 g。

▶**验方** 1. 艾滋病病毒感染，咽喉炎，扁桃体炎：穿心莲、麦冬、白茅根各15 g，白花蛇舌草（茜草科）30 g。水煎服。

2. 艾滋病病毒感染，感冒发热，肺炎咳嗽，肠炎：穿心莲、板蓝根、金银花各15 g，鱼腥草（后下）、马齿苋各30 g。水煎服。

► **附注**　穿心莲含穿心莲内酯（androgra pholide）、新穿心莲内酯（neoandrographolide）、穿心莲丙素（内酯类化合物）、14-去氧穿心莲内酯（14-deoxyandrographolide）、14-去氧-11,12-去氢穿心莲内酯（14-deoxy-11,12-didehydroandrographolide）、14-去氧-11-氧-穿心莲内酯（14-deoxy-11-oxo-andrographolide）、木蝴蝶素A（oroxylin A）、汉黄芩素（wogonin）、宁穿心莲内酯（ninandrographolide）、穿心莲新苷苷元（3,14-dideoxyandrographolide）、去氧穿心莲内酯-19-$\beta$-葡萄糖苷、穿心莲内酯-19-$\beta$-葡萄糖苷、有机酸、高穿心莲内酯（homoandrographolide）、潘尼内酯（panicolide）、穿心莲烷（andrographan）、穿心莲甾醇（andrographosterin）、$\beta$-谷甾醇-$D$-葡萄糖甙等。

药理研究证实，穿心莲内酯成分有抑制艾滋病病毒作用。穿心莲提取物对肠腺癌细胞株和肝癌细胞株有抑制作用。穿心莲内酯对心肌缺血有保护作用。穿心莲注射液对实验性心肌缺血损伤与脑缺血再灌注损伤具有保护作用。穿心莲成分 $API_{0134}$ 通过促进抗凝纤溶作用，能够增加 EC 的抗血栓功能。穿心莲 1∶60 浓度对波摩那型钩端螺旋体和黄疸出血型钩端螺旋体均有抑制作用。穿心莲对金黄色葡萄球菌、肺炎球菌、甲链球菌、卡他球菌等有抑菌作用。

# 绞 股 蓝

► **来源**　葫芦科植物绞股蓝 *Gynostemma pentaphyllum*（Thunb.）Makino 的全草。

► **形态**　多年生草质攀缘藤本。茎细弱，通常有短柔毛或近于无毛。鸟足状复叶互生，小叶通常5～7片；小叶片卵状长圆形或披针形，中央一片小叶较大，长3～10 cm，宽1.5～3 cm，侧生小叶较小，先端尖，基部狭，边缘有锯齿，两面有疏短柔毛或下面近无毛；叶柄长3～7 cm，有短柔毛或近无毛；卷须侧生于叶柄基部，通常两歧分

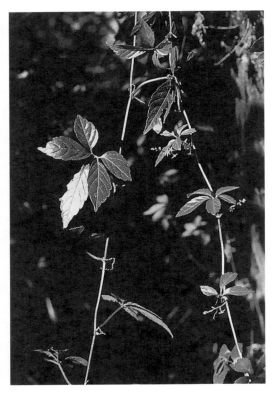

枝，基部有短柔毛或近无毛。花淡绿色或白色；雌雄异株；圆锥花序顶生或腋生；花萼5裂；花冠5深裂，裂片长约3 mm，宽约1 mm，上面有毛，边缘有毛状小齿；雄蕊5枚，花丝合生成柱状。果实球形，直径约6 mm，光滑无毛，成熟时黑色，肉质不开裂；果梗长不足5 mm。花期3～11月，果期4～12月。

▶**生境分布** 生于较阴湿的山谷、沟边、山坡林下、灌丛中、山地路边草丛中。常成小片生长。分布于我国陕西、浙江、江苏、江西、安徽、福建、台湾、湖北、湖南、广东、广西、海南、四川、贵州、云南等省（区）；越南、老挝、缅甸、印度、印度尼西亚、马来西亚、斯里兰卡、孟加拉、尼泊尔、新几内亚、朝鲜、日本等地也有分布。

▶**采收加工** 夏、秋季采收，除净杂质，晒干。用时洗净，切短段。

▶**性味功效** 苦、微甘，寒。清热解毒，止咳，祛痰，降血脂，降血糖，抑癌，抑制艾滋病病毒。

▶**用量** 6～10 g。

▶**验方** 1.艾滋病病毒感染，发冷发热，尿急尿频，腰酸，小便刺痛：绞股蓝、车前草各15 g，黄芪、白术、当归、赤芍各10 g，蒲公英、海金沙（海金沙科）、广金钱草（或金钱草）各30 g。水煎服。

2. 艾滋病病毒感染，发热，疲倦，恶心，呕吐，胃口不好，小便黄：绞股蓝、茵陈、栀子、白花蛇舌草（茜草科）、鸡眼草（豆科或蝶形花科）各30 g，车前草15 g。水煎服。

▶**附注** 绞股蓝含绞股蓝糖苷 TN-1（gynosaponin TN-1），绞股蓝糖苷 TN-2（gynosaponin TN-2），gypenoside Ⅰ、Ⅱ、Ⅴ、Ⅵ、Ⅶ、Ⅸ、Ⅹ、Ⅺ、ⅩⅢ、ⅩⅣ、ginsenosides-Rb$_1$、-Rb$_3$、-Rd、-Fe，绞股蓝酮苷A（gypentonoside A），人参二醇（panaxadiol），2$\alpha$-羟基-人参二醇（2$\alpha$-hydroxy-panaxadiol），2$\alpha$,19-二羟基-12-去氧人参二醇（2$\alpha$,19-dihydroxy-12-deoxy-panaxadiol），芦丁（rutin），商陆苷（ombuoside），丙二酸，3$\beta$-槐糖-20-$\beta$-芸香糖-原2$\alpha$-羟基人参二醇皂苷，商陆素（ombium），绞股蓝皂苷XLⅡ（gypenoside XLⅡ），绞股蓝皂苷XLⅢ（gypenoside XLⅢ），绞股蓝苷元Ⅱ（gynogeninⅡ），$\alpha$-波甾醇（$\alpha$-spinasterol），饱和脂肪酸混合物等。绞股蓝还含Fe、Zn、Cu、Mo、Mn、Ni、Cr、V、Se、Si等人体必需的微量元素。

药理研究证实，绞股蓝有抑制艾滋病病毒的作用。绞股蓝粗多糖有抗癌活性作用。绞股蓝总皂苷对Lewis肺癌原位肿瘤生长及肺转移均有抑制作用，还具有抑制肝癌细胞的生长及DNA、RNA和蛋白质合成，并对脑缺血和心肌缺血有保护作用，对心肌缺血及再灌注心律失常具有对抗作用，对血栓形成及花生四烯酸代谢均有抑制作用，能抑制或减轻动脉粥样硬化的形成，还有降脂保肝、降糖和抗氧化作用以及抗内毒素休克、预防继发性DIC的作用。绞股蓝多糖（PGP，由葡萄糖、半乳糖、鼠李糖等缩合而成）有提高细胞免疫功能的作用。

# 莪　术

▶**来源** 姜科植物蓬莪术 *Curcuma phaeocaulis* Valeton 的根茎。

▶**形态** 多年生直立草本，高约1 m。根茎膨大，肉质，粗壮，

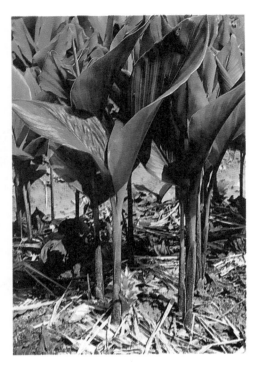

外皮淡黄色或白色，内面黄色，有樟脑般香气；须根多数细长，末端常膨大成纺锤形或长卵形块根（中药称郁金）。单叶基生；叶片直立，椭圆状长圆形，长25～35cm，宽10～15cm，先端尖，基部狭，两面均无毛，上面中脉两侧常有紫斑，边缘全缘；叶柄长8～20cm。春季开花，花葶由根茎抽出，长10～20cm，先叶而生；穗状花序圆柱状，长约15cm，宽约8cm，圆柱状；苞片卵形或倒卵形，顶部红色，下部绿色；花萼短，白色，2或3齿裂；花冠漏斗状，花冠管长约2.5cm，裂片3片，长约2cm，黄色；侧生退化雄蕊花瓣状，与花丝基部合生；唇瓣黄色，倒卵形，长约2cm，顶端微缺；发育雄蕊1枚，药隔顶端无附属体，基部有距；子房3室。蒴果卵状三角形，无毛。花、果期3～6月。

▶**生境分布** 栽培植物或野生于阴湿平地、山间草地、沟边。分布于我国江西、福建、台湾、湖南、广东、广西、海南、四川、云南等省（区）；印度至马来西亚等一带也有分布。

▶**采收加工** 冬季叶枯萎后采收，洗净，除去须根，蒸或煮至透心，晒干。用时洗净，润透，切薄片，晒干。

▶**性味功效** 苦、辛，温。行气，破血，消积，止痛，抗肿瘤。

▶**用量**　3～10 g。

▶**禁忌**　孕妇及月经过多者忌服。

▶**验方**　艾滋病病毒感染，胸胁胀痛，月经不调：莪术、当归、柴胡、三七（另包冲服）、香附、白芍各10 g，白花蛇舌草（茜草科）30 g。水煎服。

▶**附注**　莪术根茎挥发油含莪术酮（curzerenone）、吉马酮（germa-crone）、莪术烯醇（curcurmenol）、异莪术烯醇（isocurcurmenol）、$\beta$-榄香烯（$\beta$-elemene）、莪术酮C、莪术二酮、桉叶素、$\beta$-蒎烯、异龙脑、龙脑、姜黄烯、芳姜黄酮、莰烯、$\alpha$-蒎烯、柠檬烯、松油烯、丁香烯、环氧丁香烯等67种化合物。

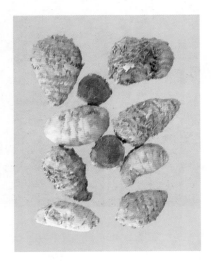

药理研究证实，莪术油毒副作用较小，能明显增强机体免疫功能，可使肺腺癌（LA-795）放射治疗效果提高42%，达到中等增敏作用。莪术精油有抗肿瘤作用，对小鼠宫颈癌和艾氏腹水癌有抑制作用。莪术水提物能抑制小鼠移植肿瘤宫颈癌$U_{14}$生长，抑制率为11.8%～44.8%。莪术醇和莪术二酮为抗癌的有效成分。临床莪术治疗肝癌、肺癌等，可使肿瘤明显缩小，症状消失或明显减轻，并有个别病例取得临床治愈。

# 夏　枯　草

▶**来源**　唇形科植物夏枯草 *Prunella vulgaris* L. 的果穗。

▶**形态**　多年生草本，高10～30 cm。根状茎平卧地面。茎四方

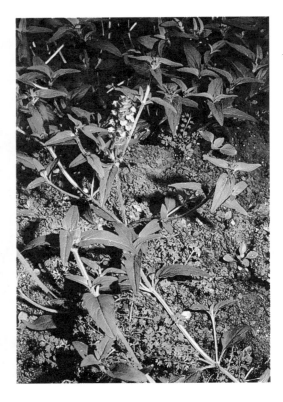

形，直立或斜升，有毛。单叶对生，叶柄长1～3cm；叶片卵状长圆形或卵形，长1.5～6cm，宽0.7～2.5cm，边缘有波状齿或近全缘，两面均有毛。花紫色、蓝紫色或红紫色，稀为白色；花下有阔肾形苞片；轮伞花序顶生，密集成圆柱形穗状花序，花序长2～4cm；花萼5裂成2唇形，萼齿极不相等，结果时萼唇闭合；花冠2唇形，长约13mm；上唇盔状；雄蕊4枚。小坚果4枚，长椭圆形，有三棱。花期5～6月，果期7～8月。

▶**生境分布** 生于湿润山坡草地、溪边、路边、村边。分布于我国各地；欧洲、亚洲、美洲、非洲北部、大洋洲各地也有分布。

▶**采收加工** 夏至节后采收，除去杂质，晒干。用时洗净，切段。

▶**性味功效** 苦、辛，寒。清肝火，散郁结，降血压，抗肿瘤，抑制艾滋病病毒。

▶**用量** 10～15g。

▶**验方** 1. 艾滋病病毒感染，肝火上升，头痛，耳鸣，口苦：夏枯草、钩藤、黄芩、决明子各15g，菊花、金银花、白花蛇舌草（茜草科）各30g。水煎服。

2. 艾滋病病毒感染，在颈部一侧或两侧有淋巴结肿大，较硬，不痛，可以推动：夏枯草、蒲公英、牡蛎各30 g，玄参、海带、海藻各15 g，天葵子（毛茛科）3 g。水煎服。

▶**附注** 夏枯草果穗含熊果酸（ursolic acid）、槲皮素（quercetin）、夏枯草皂苷B（vulgarsaponin B）、槲皮素-3-*O*-*β*-D-半乳糖苷（quercetin-3-*O*-*β*-D-galactoside）、咖啡酸乙酯（ethyl caffeate）、$2\alpha,3\alpha$-二羟基乌苏-12-烯-28-酸（$2\alpha,3\alpha$-dihydroxyurs-12-en-28-oic acid）、夏枯草苷A（vulgarsaponin A），*β*-香树脂醇（*β*-amyrin）、*α*-波甾醇（*α*-spinasterol）、豆甾醇（stigmasterol）、豆甾-7-烯-3*β*-醇（stigmast-7-en-3*β*-ol）、咖啡酸（caffeic acid）、齐墩果酸（oleanolic acid）、豆甾-7-22-二烯-3-酮［（$22E,20S,24S$）-stigmasta-7,22-di-ene-3-one］、*β*-谷甾醇（*β*-sitosterol）、胡萝卜苷（daucosterol）、齐墩果烷-12-烯-28-醛-3*β*-羟基（3*β*-hydroxyolean-12-en-28-al）、乌索烷-12-烯-28-醛-3*β*-羟基（3*β*-hydroxy-urs-12-ene-28-al）、齐墩果烷-12-烯-3*β*,28-二羟基（olean-12-ene-3*β*,28-diol）、乌索烷-12-烯-3*β*,28-二羟基（urs-12-ene-3*β*，28-diol）。夏枯草挥发油主要有1, 8-桉油精（1, 8-cineol）、*β*-蒎烯（*β*-pinene）、乙酸芳樟酯（linalyl acetate）、*α*-蒎烯（*α*-pinene）等23种成分。

药理研究证实，夏枯草皂苷有抗艾滋病病毒的作用。熊果酸对艾滋病病毒-Ⅰ蛋白酶活性有较强的抑制作用，熊果酸及其衍生物对细胞$P_{388}$、$L_{1210}$和人体肺肿瘤细胞A-549均有显著的细胞毒作用。夏枯草水煎液对实验小白鼠肉瘤180的抑制率为40%～50%，对流感病毒有抑制作用，对金黄色葡萄球菌、痢疾杆菌等有抑菌作用。

# 柴　胡（南柴胡）

▶**来源** 伞形科植物竹叶柴胡 *Bupleurum marginatum* Wall. ex DC. 的根及根茎。

▶**形态** 多年生直立草本，高50～100 cm。根圆锥形或纺锤形，深红棕色，长10～15 cm，直径5～8 mm；根茎红棕色，茎圆柱形，无

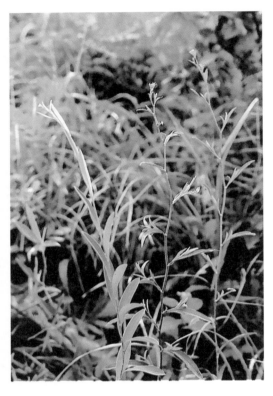

毛，有粗条纹，实心，基部扭曲，少有分枝。单叶互生；叶片披针形或长披针形，长10～16 cm，宽0.5～1.4 cm，顶端尖，基部狭，抱茎，边缘全缘，绿白色，叶脉9～13条，纵向近平行而呈弧形，上面绿色，下面淡绿色。花小，黄色或浅黄色；复伞形花序顶生；总苞片2～5片，披针形；小伞形花序有小总苞片5片，披针形，短于花柄；萼齿不明显；花瓣5片；雄蕊5枚。双悬果长圆形，两侧略扁，长约4 mm，宽约2 mm，果棱线形狭翅状。花期6～9月，果期9～11月。

▶**生境分布**　生于山坡草地、林边、石山脚下向阳处。分布于我国湖北、湖南、广东、广西、海南、四川、贵州、云南、西藏等省（区）；印度、尼泊尔等地也有分布。

▶**采收加工**　秋季采收，除净杂质，晒干。用时洗净，切片或切碎。

▶**性味功效**　苦，寒。祛风清热，疏肝解郁，抗艾滋病病毒。

▶**用量**　3～10 g。

▶**验方**　1. 艾滋病病毒感染，情绪不稳，胸胁或少腹胀闷痛，情志抑郁易怒，妇女有乳房胀痛，月经不调，痛经：柴胡12 g，黄芩、香附、白芍、川芎、枳壳各10 g，陈皮、甘草各6 g。水煎服。

2. 艾滋病病毒感染，往来寒热，肝郁之胁痛乳胀，头痛目眩，口燥咽干，月经不调，神疲食少：柴胡、当归、白术、白芍、茯苓各15 g，白花蛇舌草（茜草科）30 g，党参、茜草各10 g，甘草6 g。水煎服。

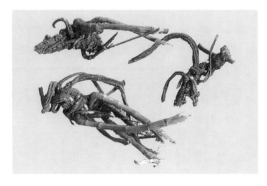

▶ **附注** 竹叶柴胡根含柴胡皂苷A（saikosaponin A）、柴胡皂苷C（saikosaponin C）、柴胡皂苷E（saikosaponin E）、柴胡皂苷$B_3$（saikosaponin $b_3$）、6 ″-O-乙酰基柴胡皂苷a（6 ″-O-acetylsaikosaponin a）、6 ″-O-乙酰基柴胡皂苷$b_3$（6 ″-O-acetylsaikosaponin $b_3$）、前柴胡皂苷元F（prosaikogenin F）、大柴胡皂苷Ⅱ（chikusaikos-ideⅡ）、11$\alpha$-甲氧基柴胡皂苷f（11$\alpha$-methoxysai-kosaponinf）、2-甲基环戊酮（2-methylcyclopentanone）、柠檬烯（lim-onene）、反式-葛缕醇（trans-carveol）、桃金娘烯醇（myrtenol）、$\alpha$-品萜醇（$\alpha$-terpineol）、N-十一（碳）烷（N-un-decane）、5-甲基-5-乙基癸烷（5-methyl-5-ethyldecane）、［E］-牻牛儿基丙酮（E-geranylacetone）、$\alpha$-毕澄茄油烯（$\alpha$-cubebene）、$\delta$-毕澄茄烯（$\delta$-cadinene）、$\alpha$-胡椒烯（$\alpha$-cadinene）、葎草烯（humulene）、反式-$\beta$-法呢烯（trans-$\beta$-farnesene）、顺式-石竹烯（cis-caryophyllene）、$\beta$-榄香烯（$\beta$-elemene）、4,8-二甲基十三（碳）烷（4,8-dimethyltride-cane）、十四（烷）酸（tetradecanoic acid）、十六（烷）酸（hexad-ecanoic acid）、六氢法呢基丙酮（hexahydrofarnesylacetone）。

药理研究证实，竹叶柴胡根有抗艾滋病病毒活性的作用，对流行性出血热病毒（EHFV）和结核杆菌有抑制作用，还有退热和抗疟作用。

# 积 雪 草 （雷公根、崩大碗）

▶**来源**　伞形科植物积雪草 *Centella asiatica*（L.）Urban 的全草。

▶**形态**　多年生卧地草本。茎无毛，细长圆柱形，节上生根。单叶互生；叶片圆形、肾形或马蹄形，长 1～3 cm，宽 1.5～4 cm，边缘有钝锯齿，两面均无毛或下面叶脉上有疏柔毛；叶柄长 3～8 cm。花小，紫红色；单伞形花序，花序梗短，长 0.5～1.5 cm，通常 2～4 个聚生于叶腋，有毛或无毛；每个伞形花序有花 3～4 朵，聚集成头状，花柄极短或无花柄；花萼与子房合生，5 齿裂；花瓣 5 片，在花蕾时覆瓦状排列；雄蕊 5 枚。果实扁球形，直径约 3 mm，每侧有纵棱数条，棱间有小横脉，果实表面呈网纹状，有毛或无毛。花、果期 4～10 月。

▶**生境分布**　生于湿润的草地、田边、沟边、阴湿的山坡、林边。分布于我国陕西、江苏、浙江、江西、安徽、福建、台湾、湖北、湖南、广东、广西、海南、四川、云南等省（区）；越南、印度、马来西亚、印度尼西亚、斯里兰卡、日本、澳大利亚及中非、南非、大洋洲群岛等地也有分布。

▶**采收加工**　夏、秋季采收，除净杂质，鲜用或晒干。用时洗净，切短段或切碎。

▶**性味功效**　苦、辛，寒。清热利湿，解毒消肿，散瘀止痛，抗艾滋病病毒。

▶**用量**　15～30 g。

▶**验方**　1. 艾滋病病毒感染，发冷发热，咽喉疼痛，吞咽时加重，一侧或两侧扁桃体发红肿大：积雪草、白花蛇舌草（茜草科）、地耳草（藤黄科或金丝桃科）各 30 g，野菊花、板蓝根、金银花各 15 g，山豆根 6 g，甘草 10 g。水煎服。

2. 艾滋病病毒感染，怕冷发热，头痛，腹痛，腹泻，大便呈水样，后转为脓血样和黏液样：积雪草、鸡眼草（豆科或蝶形花科）、

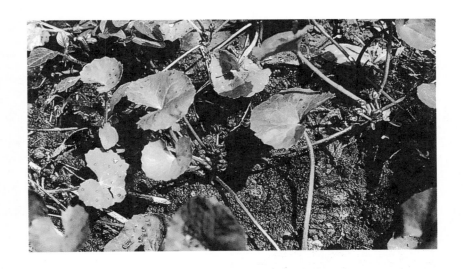

鱼腥草（三白草科）（后下）各30 g，白头翁、秦皮、黄柏各15 g，黄芩10 g。水煎服。

▶ **附注** 积雪草全草含β-谷甾醇（β-sitosterol）、胡萝卜苷（daucosterol）、香草酸（vanillic acid）、积雪草酸（asiatic acid）、积雪草苷（asiaticoside）、积雪草糖（centellose）、马达积雪草酸（madasiaticacid）、玻热米酸（brahmic acid）、异玻热米酸（isobrahmic acid）、玻热模苷（brahmoside）、玻热米苷（brahminoside）、羟基积雪草苷（madecassoside）、羟基积雪草酸（hydroxyasiatic acid）、异参枯尼酸（isothankunic acid）、异参枯尼苷（isothankuniside）、参枯尼苷（thankuniside）、类胡萝卜类（carotenoids）、叶绿素（chlorophyll）、vellarine、hydrocoty-line、蜡（wax）、鞣质、糖类、氯化钾、硫酸钾、中肌醇、生物碱等。积雪草叶含3-葡萄糖基槲皮素（3-glucosylquercetin）、3-葡萄糖基山柰酚（3-glucosylkaempferol）、7-葡萄糖基山柰酚（7-glucosylkaempferol）。

药理研究证实，积雪草全草醇提物有抗艾滋病病毒逆转录酶的活性的作用。所含的三萜成分有刺激肉芽生成，促进伤口愈合作用。全草煎剂（1∶16～1∶4）对绿脓杆菌、变形杆菌、金黄色葡萄球菌有抑菌作用。

# 海风藤（地血香、广西海风藤）

▶**来源**　木兰科（或五味子科）植物异形南五味子 *Kadsura hetero-clita*（Roxb.）Craib 的藤茎或根。

▶**形态**　多年生常绿木质藤本。老藤茎外皮有厚的木栓层，块状纵裂，灰褐色，质软而有弹性，横切面有梅花状的花纹；嫩茎圆柱状，无毛。根粗壮。单叶互生；叶片卵状椭圆形或阔椭圆形，长6～15 cm，宽3～7 cm，两面均无毛，边缘上半部有疏离小锯齿，网脉明显。花浅黄色，单朵生于叶腋；雌雄异株；花被片11～15片；雄蕊多数（不超过70枚）；心皮多数。聚合果近球形，直径3～5 cm，肉质，无毛，成熟时紫黑色，可食。花、果期5～12月。

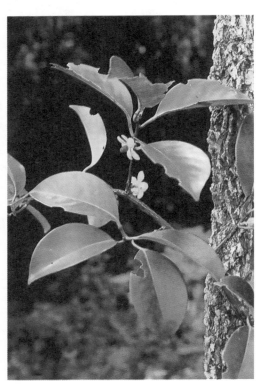

▶**生境分布**　生于山谷、溪边、山坡林下、林边，常缠于树上。分布于我国湖北、湖南、广东、广西、海南、贵州、云南

等省（区）；越南、老挝、缅甸、泰国、印度、斯里兰卡、孟加拉等地也有分布。

▶**采收加工** 秋、冬季采收，除净杂质，趁鲜切片，晒干。用时洗净，切碎。

▶**性味功效** 甘、微辛，温。舒筋活络，祛风散寒，行气止痛，抗艾滋病病毒。

▶**用量** 10～15 g。

▶**验方** 艾滋病病毒感染，低热，关节肿痛，局部有红肿热痛及活动不便：海风藤、当归、防风、苍术各15 g，薏苡仁、白花蛇舌草（茜草科）各30 g，两面针根、羊耳菊各10 g，甘草6 g。水煎服。

▶**附注** 异形南五味子藤茎含南五味子素（kadsurin）、内南五味子素（interiorin）、异形南五味子素A（heteroclitin A）、异形南五味子素B、异形南五味子素C、异形南五味子素D、异形南五味子素E、异形南五味子素F、异形南五味子素G、4-谷甾醇-3-酮（4-sitosterol-3-one）、南五味子内酯A（kadsulactone A）、新南五味子酸A（neokadsuranic acid A）、β-谷甾醇（β-sitosterol）、开环新南五味子酸A（seco-neokasuranic acid A）、（24Z）-3,4-开`环-4（30）、8,24-羊毛甾三烯-3,26-二酸〔（24Z）-3,4-seco-lanosta-4（30）、8,24-triene-3,26-dioic acid〕、12α-羟基黑老虎酸（12α-hydroxycoccinic acid）、12α-乙酰氧基黑老虎酸（12α-acetoxycoccinic acid）、12β-乙酰氧基黑老虎酸（12β-acetoxycoccinic acid）、12β-羟基黑老虎酸（12β-hydroxycoccinic acid）、（24Z）-3-氧-8,24-羊毛甾二烯-26-酸〔（24Z）-3-oxo-lanosta-8,24-dien-26-oic acid〕。根含异安五味子酸（isoanwuweizic acid）。

药理研究证实，异形南五味子藤茎或根有抗艾滋病病毒活性的作用。藤茎所含的南五味子素和异形南五味子素A、B、C、D、E、F、-G均具有抗脂类过氧化物的作用。

本品种不是《中华人民共和国药典》收载的海风藤（*Piper kadsura*），而是《广西中药材标准》（1990年版）和《广东省药品标准》（1987年版）收载的两广地区习用的中药材海风藤。

# 海金沙草（金沙蕨、金沙藤）

▶来源　海金沙科植物海金沙幻 *Lygodium japonicum*（Thunb.）Sw. 的藤叶。

▶形态　草质藤本。根状茎卧地横生，密生黑褐色鳞片。茎细长而弯曲，光滑无毛，常缠绕其他物。二回羽状复叶，互生，但在茎的短枝两侧对生；羽片长10～20 cm，宽与长近相等；短枝长只有3～5 mm，有短柔毛；小羽片掌状或3裂，裂片边缘有不整齐的锯齿；不长孢子的小羽片较短；长孢子的小羽片较长；孢子囊穗从裂片边缘长出，长5～10 mm，宽1～1.5 mm，暗褐色。孢子期4～11月。

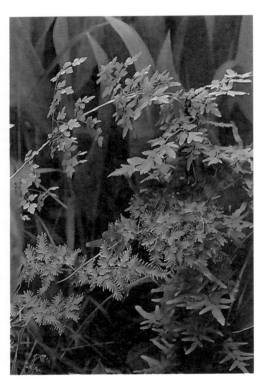

▶生境分布　生于山坡灌木丛中、荒山草地、路边、溪边、林边、平原。分布于我国陕西、河南、江苏、浙江、江西、安徽、福建、台湾、湖北、湖南、广东、广西、海南、四川、贵州、云南等省（区）；亚洲热带各地以及日本、朝鲜、澳大利亚也有分布。

▶采收加工　夏、秋季采收，除去杂质，晒

干。用时洗净，切碎。

▶**性味功效**　甘、咸，寒。清热利湿，通淋止痛，抗菌消炎，抗艾滋病病毒。

▶**用量**　30～60 g。

▶**禁忌**　孕妇忌服。

▶**验方**　艾滋病病毒感染，排尿疼痛，血尿，尿道口有黏液性、牛奶状或带有黄色分泌物：海金沙草、白花蛇舌草（茜草科）、车前草、金钱草（或广金钱草）、叶下珠（大戟科）、一点红（菊科）、积雪草（伞形科）各30 g。水煎服。

▶**附注**　海金沙草（海金沙藤叶）含反式对香豆酸（*trans-p*-coumaric acid）、咖啡酸（cafferic acid）。叶含二脂酰甘油基三甲基高丝氨酸（diacyl glyceryl trimethylhomo serine），还含黄酮苷和多种黄碱素类。

药理研究证实，海金沙草有抗艾滋病病毒活性的作用。所含的反式对香豆酸和咖啡酸是利胆的有效成分，其利胆作用与等剂量去氢胆酸钠相近，而且有作用缓和、持久的特点。海金沙草对金黄色葡萄球菌、肺炎球菌和福氏痢疾杆菌有抑菌作用。

# 黄　芩

▶**来源**　唇形科植物滇黄芩 *Scutellaria amoena* C. H. Wright 的根。

▶**形态**　多年生直立草本，高10～25 cm。根粗壮，直径1～2.5 cm，分叉，切面黄色。茎四棱形，有倒向或近平展的柔毛或微柔毛。单叶对生；叶片长圆状卵形或长圆形，长1.5～3.5 cm，宽0.7～1.5 cm，先端尖或钝，基部圆形或楔形，有时近心形，边缘全缘或上部有不明显圆齿，上面有疏长毛或近无毛，下面近无毛或仅沿叶脉有疏毛；叶柄长约3 mm。花青紫色或蓝色；总状花序顶生，长5～13 cm；花对生，花梗长约4 mm，与花序轴均有具腺柔毛；花萼长约3 mm，有具腺微柔毛，盾片高约1 mm，果期增大；花冠唇形，长2.4～3 cm，

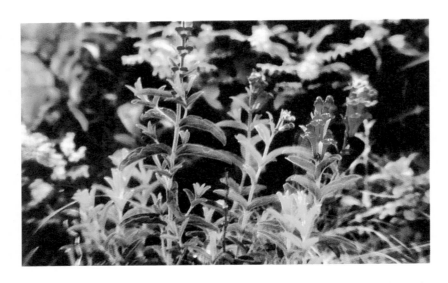

外面有具腺微柔毛，上唇盔状，下唇3裂，中裂片近圆形，侧裂片三角形；雄蕊4枚。小坚果卵球形，成熟时黑色，表面有小瘤点。花、果期5～10月。

▶**生境分布** 生于草地、林下、灌丛中。分布于云南、贵州、四川等省。

▶**采收加工** 秋季采收，除净杂质，晒干。用时洗净，切碎。

▶**性味功效** 苦，寒。清热燥湿，泻火解毒，止血，安胎，抗艾滋病病毒。

▶**用量** 3～10 g。

▶**验方** 1. 艾滋病病毒感染，湿热腹泻，身热口苦，或痢疾腹痛有热：黄芩12 g，鸡眼草（豆科或蝶形花科）30 g，白芍、穿心莲（爵床科）各10 g，黄连3 g，甘草6 g，大枣5枚。水煎服。

2. 艾滋病病毒感染，皮肤瘙痒，潮红，有小丘疹和水疱，极痒，抓破后流黄水，反复发作：黄芩、黄柏、穿心莲、黄连各适量。共研细粉，用浓茶或麻油调敷患处；同时取黄芩15 g。水煎服。

▶**附注** 滇黄芩根含黄芩苷（baicalin）、黄芩苷元（baicalein）、

汉黄芩苷（wogonoside）、汉黄芩素（wogonin）、滇黄芩素（hispidul-in）、滇黄芩新素（scuteamoenin）、其成分结构包含（2*S*）-2′,5,6′-三羟基-7-甲氧基双氢黄酮［（2*S*）-2′,5,6′-trihydroxy-7-methoxyflavano-ne］、（2*R*,3*R*）-3,5,7-三羟基双氢黄酮［（2*R*,3*R*）-3,5,7-trihydroxyflavanone］、2′,3,5,6′,7-五羟基黄酮（2′,3,5,6′,7-pentahydroxyflavone）、（2*S*）-2′,5,6′-三羟基-7-甲氧基双氢黄酮-2′-*O*-*β*-D-葡萄吡喃糖苷［（2*S*）-2′,5,6′-trihydroxy-7-methoxyflavanone-2′-*O*-*β*-D-glucopyranoside］、（2*S*）-2′,5,6′,7-四羟双氢黄酮［（2*S*）-2′,5,6′,7-tetrahydroxyflavanone］、（2*S*）-5,7,8-三羟基双氢黄酮［（2*S*）-5,7,8-trihydroxyflavanone］、（2*R*,3*R*）-2′,3,5,7-四羟基双氢黄酮［（2*R*,3*R*）-2′,3,5,7-tetrahydroxyflavanone）］、（2*R*,3*R*）-2′,3,5,6′,7-五羟基双氢黄酮［（2*R*,3*R*）-2′,3,5,6′,7-pentahydroxyflavanone］、2′,5,6′,7-四羟基黄酮（2′,5,6′,7-tetrahydroxyflavone）、黄芩新素Ⅱ（skullcaflavone Ⅱ）、白杨素（chrysin）、去甲汉黄芩素（norwogon-in）、*β*-谷甾醇（*β*-sitosterol），千层纸甲素（oroxylin A），2′,5,7-三羟基-6-甲氧基黄酮（2′,5,7-trihydroxy-6-methoxyflavone）。

药理研究证实，滇黄芩根所含的黄芩苷和黄芩苷元有抗艾滋病病毒的作用，还有抗乙酰胆碱、抗过敏和对实验性喘息有抑制作用。滇黄芩根对痢疾杆菌、绿脓杆菌、葡萄球菌、溶血性链球菌、皮肤真菌等有抑菌作用，还有利胆，利尿，解热，镇静等作用。

# 黄 柏

▶**来源** 芸香科植物秃叶黄檗 *Phellodendron chinense* Schneid. var. *glabriusculum* Schneid. 的树皮。

▶**形态** 落叶乔木，高达十多米。树皮灰褐色，有纵裂和点状凸起，内面黄色或黄棕色，味甚苦，嚼烂有黏胶质，可将唾液染成黄色。木部（木材）淡黄色。嫩枝暗褐色或紫棕色，无毛。单数羽状复

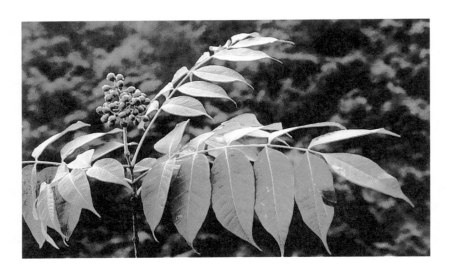

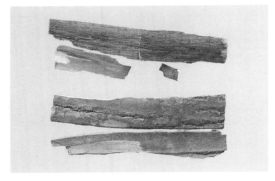

叶对生，有小叶7～11片，叶轴、叶柄和小叶柄均无毛或有微毛；小叶片长圆状披针形或卵状长圆形，长8～15 cm，宽3.5～6 cm，先端尖，基部偏斜，边缘有不明显小齿或全缘，上面无毛或中脉有微毛，下面仅中脉两侧有疏而少柔毛或近无毛，对光可见许多细小油腺点，揉之有香气。花黄绿色，聚伞圆锥花序顶生，花萼5片，花瓣5片，雄蕊5枚。核果近球形，直径约1 cm，成熟时蓝黑色。花期5～6月，果期9～11月。

▶生境分布　生于山地疏林或密林中，或栽培。分布于我国陕西、甘肃、江苏、浙江、江西、福建、台湾、湖北、湖南、广东、广西、四川、贵州、云南等省（区）。

▶**采收加工**　选十年生以上黄柏树，于3～6月间采剥树皮，刮去外面粗皮，晒干。用时洗净，切丝或切小片。

▶**性味功效**　苦，寒。清热，燥湿，泻火，解毒，抑制艾滋病病毒。

▶**用量**　3～12 g。

▶**验方**　1. 艾滋病病毒感染，发热，腹痛，里急后重，腹泻脓血便：黄柏、苦参、黄芩各12 g，马齿苋（马齿苋科）、白花蛇舌草（茜草科）各30 g，白头翁、地榆各15 g。水煎服。

2. 艾滋病病毒感染，疮疡肿毒，湿疹：黄柏、苦参、黄连、荆芥、栀子、金银花各15 g。水煎服；同时取黄柏、苦楝皮、苦参、滑石、甘草各适量，共研细粉，撒敷患处。

▶**附注**　秃叶黄檗树皮含黄柏内酯（obaculactone），四氢小檗碱（tetra-hydroberberine），四氢掌叶防己碱（tetra-hydropalmatine），四氢药根碱（tetrahydrojatrorrhizine），黄柏碱（phellodendrine），木兰花碱（magnoflorine），β-谷甾醇，小檗碱（berberine），掌叶防己碱（pal-matine）等。

药理研究证实，黄柏有抑制艾滋病病毒的作用，对金黄色葡萄球菌、肺炎球菌、白喉杆菌、大肠杆菌、绿脓杆菌、痢疾杆菌有抑菌作用。

# 黄　精

▶**来源**　百合科植物滇黄精 *Polygonatum kingianum* Coll. et Hemsl. 的根状茎。

▶**形态**　多年生直立草本，高0.8～1.5 m。根茎肥厚，肉质，近圆柱形或结节块状，结节长可达10 cm，周径3～6 cm，厚2～3 cm，表面淡黄色，有环状节，有须根。茎圆柱形，直径5～7 mm，下部密生紫红色斑点，上部倾斜或呈攀缘状。单叶，几无柄，3～10片轮生；叶片条形、条状披针形或披针形，长6～20 cm，宽0.5～2.5 cm，先端拳卷，基部渐狭，边缘全缘，两面均无毛。花紫红色或

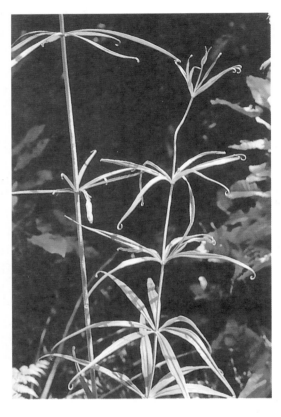

粉红色；花序单生于叶腋，通常有花2～4朵，俯垂；总花梗长1～2 cm；花梗长0.5～1.5 cm；花被筒状，长1.8～2.5 cm，宽约1.3 cm，至少2/3部分合生，先端6裂，裂片三角形，长3～5 mm；雄蕊6枚，内藏；花柱棒状，长于雄蕊。果实球形，成熟时红色、橙红色或紫黑色，直径1～1.5 cm。花期4～6月。果期秋季。

▶ **生境分布**　生于阴湿的山坡林下，灌丛中，草坡或岩缝中。分布于云南、贵州、四川、广西等省（区）；越南、缅甸等地也有分布。

▶ **采收加工**　秋季采收，除去须根，洗净，放入沸水中略烫或蒸至透心，晒干。用时洗净，切薄片。

▶ **性味功效**　甘，平。补气养阴，润肺，健脾，益肾，抗艾滋病病毒。

▶ **用量**　10～15 g。

▶ **禁忌**　脾虚有湿，咳嗽痰多者不宜用。

▶ **验方**　1. 艾滋病病毒感染，肺燥咳嗽，咽干口燥，胸痛，潮热：黄精、百合、沙参、贝母、麦冬各15 g，生地黄、当归、桑叶各

10 g，甘草、桔梗各6 g。水煎服。

2. 艾滋病病毒感染，脾胃虚弱，饮食减少，神疲体倦，口干舌干：黄精、党参、石斛各15 g，山药、白花蛇舌草（茜草科）各30 g，麦芽、沙参、玉竹各10 g。水煎服。

▶附注 滇黄精根状茎含黄精多糖（PP），分子量约4 000，是以果糖为主的小分子多糖，还含甘露糖等。

药理研究证实，滇黄精根状茎具有抗艾滋病病毒活性的作用，还有增强免疫，降低血糖，降低血脂，降血压，防止动脉粥样硬化，延缓衰老

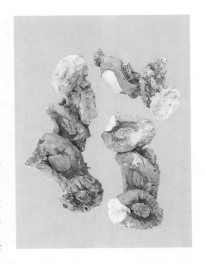

等作用，对痢疾杆菌和结核杆菌有抑菌作用。黄精多糖如被硫酸酯化后，硫酸化黄精多糖（PPS）则有较强抗病毒活性的作用。

# 黄 鳝 藤（筛箕藤）

▶来源 鼠李科植物多花勾儿茶 *Berchemia floribunda*（Wall.）Brongn. 的根或全株。

▶形态 藤状灌木或直立灌木。嫩枝无毛。根粗壮，长条形，表面如黑枣皮，切面金黄色。单叶互生；叶片卵形、卵状椭圆形或卵状披针形，长4～9 cm，宽2～5 cm，茎下部的叶片较大，长达11 cm，宽达6.5 cm，顶端锐尖，两面均无毛，或下面沿叶脉基部有疏短柔毛，侧脉每边9～12条，两面均微凸起；叶柄长1～3 cm，无毛；托叶狭披针形。花白色；聚伞圆锥花序生于枝顶，或下部兼有腋生的聚伞总状花序，花序轴无毛或有微柔毛；花萼5片；花瓣5片；雄蕊5枚。核果圆柱状椭圆形，长7～10 mm，宽4～5 mm；果梗长

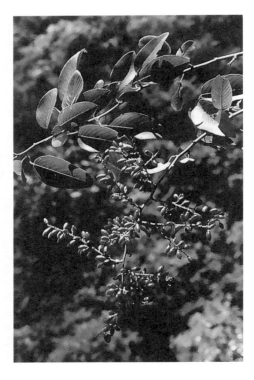

约3 m m，无毛。花期7～10月，果期次年4～5月。

▶**生境分布**　生于山坡、山谷、路边、沟边灌丛中、林边。分布于我国陕西、甘肃、山西、河南、江苏、浙江、江西、安徽、福建、台湾、湖北、湖南、广东、广西、海南、四川、贵州、云南等省（区）；越南、印度、尼泊尔、不丹、日本等地也有分布。

▶**采收加工**　秋季采收，除净杂质，切片晒干。用时洗净，切碎。

▶**性味功效**　甘、淡、平。祛风利湿，除痰止咳，活血止痛，抗艾滋病病毒。

▶**用量**　30～60 g。

▶**禁忌**　孕妇忌服。

▶**验方**　1. 艾滋病病毒感染，发热，疲倦，食欲不振，肝区常有闷痛，肝肿大，小便茶黄色：黄鳝藤、白花蛇舌草（茜草科）、鸡眼草（豆科或蝶形花科）、叶下珠（大戟科）各30 g，酢浆草（酢浆草科）、地耳草（藤黄科或金丝桃科）各20 g，大枣15枚。水煎服。

2. 艾滋病病毒感染，潮热，咳嗽，胸痛，疲乏，厌食，失眠，消瘦，咽干口燥：黄鳝藤、鱼腥草（三白草科）（后下）、百合、麦冬各30 g，黄芩、丹参、百部、玄参、生地黄各15 g，桔梗、甘草各10 g。水煎服。

▶**附注**　多花勾儿茶根含蒽苷类。药理研究证实，多花勾儿茶有抗艾滋病病毒活性的作用。对金黄色葡萄球菌、宋内氏痢疾杆菌、大肠杆菌、伤寒杆菌均有抑菌作用。

# 黄毛耳草（铺地耳草）

▶**来源**　茜草科植物金毛耳草 *Hedyotis chrysotricha*（Palib.）Merr. 的全草。

▶**形态**　多年生卧地草本。茎细长，有棱角，密生金黄色柔毛，节上生根，嫩茎近圆柱形。单叶对生，有短柄；叶片椭圆形或卵形，长2~2.8 cm，宽1~1.2 cm，先端尖，基部宽楔形；边缘全缘，上面有疏而粗的短毛，下面有长粗毛，叶脉的毛较密，侧脉每边2~3条；托叶基部合生，上部长凸尖，边缘有疏齿。花白色或淡紫色，1~3朵丛生于叶腋，近于无花梗；萼管球形，4裂，裂片披针形，比萼筒长；花冠漏斗形，长约6 mm，4裂，裂片近无毛；雄蕊4枚，内藏。蒴果扁球形，直径约2 mm，有疏毛。种子多数，细小。花、果期6~9月。

▶**生境分布**　生于湿润的山地路旁、草地、林边、溪边、田基边、荒山湿地草丛中。分布于我国江苏、浙江、江西、安徽、福建、台湾、湖北、湖南、广东、广西、海南、四川、贵州、云南等省（区）。

▶**采收加工**　夏、秋季采收，除净杂质，晒干。用时洗净，切碎。

▶**性味功效**　微苦，平。清热解毒，利水消肿，抗肿瘤，抗艾滋病病毒。

▶**用量**　10~15 g。

▶**验方**　艾滋病病毒感染，体倦乏力，食欲不振，小便黄或小便不利，发热，上腹部不适：黄毛耳草、白花蛇舌草（茜草科）、夏枯草各30 g，柴胡、丹参、山楂、茯苓各10 g，白茅根、车前草、蒲公英各15 g，甘草6 g。水煎服。

▶**附注**　黄毛耳草全草含熊果酸（ursolic acid）、白桦脂酸（betulic-acid）、齐墩果酸（oleanolic acid）、车叶草苷

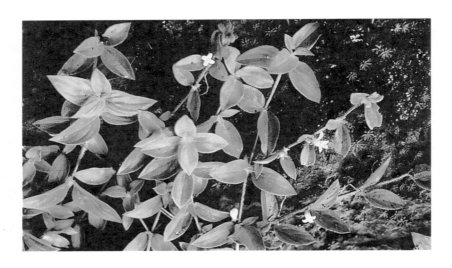

（asperuloside）、β-谷甾醇（β-sitosterol）、棕榈酸十六醇酯
（hexadecyl palmitate）、三十二烷酸（dotriacontanoic acid）、咖啡
酸（caffeic acid）、东莨菪内酯（scopoletin）、2,6-二甲氧基对苯醌
（2,6-dimethoxy-1,4-benzoquinone）、七叶内酯（aesculetin）、异落
叶松树脂醇（isolariciresinol）、胡萝卜苷（daucosterol）、烟花苷
（nicotiflorin）、水仙苷（narcissine）、芦丁（rutin）、鸡屎藤苷甲酯
（scandoside methyl ester）、车叶草酸（asperulosidic acid）、去乙酰
车叶草酸（deacetyl asperulosidic acid）、马钱子素（loganin）、去乙
酰车叶草苷（deacetyl asperuloside）、乙酰鸡屎藤苷甲酯（acetyl scan-
doside methyl ester）、6β-羟基京尼平（6β-hydroxy-genipin）、耳草苷
（hedyoside）、6'-乙酰车叶草苷（6'-acetyl asperuloside）、黄毛耳草
蒽醌（hydyotanthraquinone）、6-甲氧基-7-羟基香豆素（6-hydroxy-7-
methoxy-coumarin）、紫丁香脂素（syringaresinol）。

　　药理研究证实，黄毛耳草所含的熊果酸对艾滋病病毒Ⅰ型蛋白酶活
性有较强的抑制作用，还有抗肿瘤、抗突变、抗糖尿病等作用。

# 黄草石斛（石斛、大黄草）

▶**来源**　兰科植物束花石斛 *Dendrobium chrysanthum* Wall. ex Lindl. 的新鲜或干燥茎。

▶**形态**　多年生附生草本。茎圆柱形，无毛，不分枝，长0.5～2 m，直径5～15 mm，节间长3～4 cm。单叶互生，生于茎上端或散生于整个茎上；叶片披针形或长圆状披针形，长8～12 cm，宽1.2～2.5 cm，顶端尖，两面均无毛，边缘全缘；叶鞘膜质，无毛。花金黄色；伞形花序近于无总梗而呈束生状，有花2～6朵，通常3～4朵；花苞片小，膜质；花被片6片，排成2轮，均花瓣状，外轮3片称萼片；内轮2片称花瓣，中间1片称唇瓣；中萼片长圆形，长1.5～1.8 cm，宽约1 cm，顶端钝，侧萼片近镰形，比中萼片长；萼囊短圆锥形；花瓣倒卵状长圆形，比萼片宽，近顶端边缘常有齿；唇瓣横长圆形，两面密

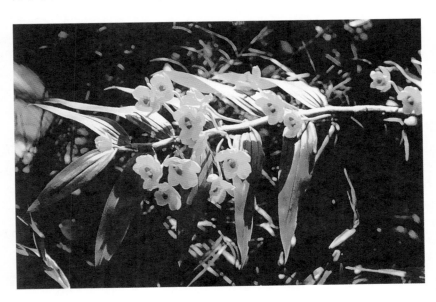

141

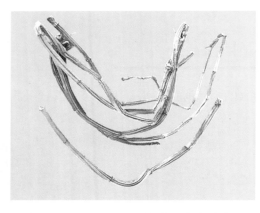

生短绒毛，唇盘上表面有2个红紫色圆形斑块，边缘有短流苏；发育雄蕊1枚，与花柱、柱头合生成蕊柱。蒴果，内有多数细小种子，种皮两端常延伸成翅状。花、果期秋季。

▶**生境分布** 附生于树上或岩石上。分布于我国贵州、广西、云南、西藏等省（区）；亚洲热带地区也有分布。

▶**采收加工** 全年可采收，除去叶和杂质，鲜用或晒干。用时洗净，切碎。

▶**性味功效** 甘、淡，微寒。养阴清热，养胃生津，抗艾滋病病毒。

▶**用量** 15～30 g。

▶**验方** 艾滋病病毒感染，低热不退，或大便秘结，口渴，烦躁，舌干，苔黑：鲜黄草石斛、玄参各30 g，麦冬、生地黄、天花粉各15 g，桑叶、沙参各10 g，金银花、葛根、白花蛇舌草（茜草科）各20 g。水煎，冷服。

▶**附注** 束花石斛茎含古豆碱（hygrine）、顺-束花石斛碱（*cis*-dendrochrysine）、反-束花石斛碱（*trans*-dendrochrysine）等生物碱。

药理研究证实，束花石斛有抗艾滋病病毒活性的作用。所含的石斛碱有降低血压和解热及镇痛作用，还有促进胃肠蠕动，胃液分泌，可助消化等作用。

# 麻疯树根

▶**来源** 大戟科植物麻疯树 *Jatropha curcas* L. 的根。

▶**形态** 灌木或小乔木,高2～5 m。叶柄、嫩枝折断时有水状液汁流出。根粗壮。树皮平滑。枝无毛,苍白色,有稀疏的点状突起。单叶互生;叶片卵圆形或近圆形,长7～18 cm,宽6～16 cm,顶端尖,基部心形,边缘全缘或3～5浅裂,上面无毛,下面叶脉有毛,后变无毛;托叶小。花黄绿色,雌雄花同株,伞房状聚伞圆锥花序腋生,苞片披针形。雄花:萼片5片,基部合生;花瓣5片,长圆形,长约6 mm,合生至中部,内面有毛;腺体5枚,近圆柱状;雄蕊10枚,外面5枚离生,内面5枚花丝下部合生。雌花:萼片5片,离生;花瓣、腺体与雄花同。蒴果近球形或椭圆形,长约3 cm,成熟时黄色。种子卵形,长约2 cm,黑色。花、果期9～10月。

▶**生境分布** 栽培植物或逸为野生。分布于我国福建、台湾、广东、广西、海南、四川、贵州、云南等省(区);世界热带地区也有分布。

▶**采收加工** 秋季采收,除净杂质,晒干。用时洗净,润透切薄片。

▶**性味功效** 涩,微寒;有毒。散瘀消肿,杀虫止痒,抑制艾滋病病毒,抗肿瘤。

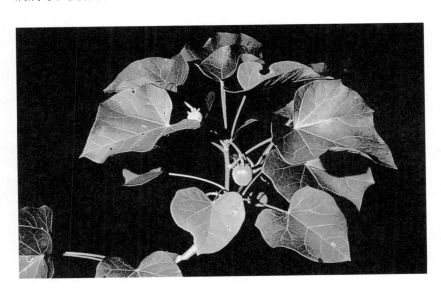

▶**用量** 忌内服，只作外用；外用适量。

▶**禁忌** 本种的种子最毒，含毒蛋白（curcin）。全株有毒，禁内服。

▶**验方** 艾滋病病毒感染，皮肤瘙痒，潮红，出现小丘疹和水疱，痒得厉害，抓破后流黄水，反复发作：麻疯树根、飞扬草（大戟科）、石榴皮（安石榴科）、艾叶、穿心莲（爵床科）、千里光（菊科）、侧柏叶各适量。水煎取浓汤，外洗敷患处；同时取黄芩、黄柏、金银花、野菊花各10 g，生地黄15 g，白花蛇舌草（茜草科）30 g。水煎服。

▶**附注** 麻疯树根含麻疯树酚酮A（jatropholone A）、麻疯树酚酮B（jatropholone B）、麻疯树醇（jatrophol）、其成分结构包含：16-羟基麻疯树酚酮（16-hydroxyjatropholone）、5$\alpha$-豆甾烷-3,6-二酮（5$\alpha$-sti-gmastane-3,6-dione）、川皮苷（nobiletin）、$\beta$-谷甾醇（$\beta$-sitosterol）、蒲公英脑（taraxerol）、2S-正二十四饱和脂肪酸甘油酯-1（2S-tetracosanoic acid glyceride-l）、5-羟基-6,7-二甲氧基香豆素（5-hydroxy-6,7-dimethoxycouma-rin）、6-甲氧基-7-羟基香豆素（6-me-thoxy-7-hydroxycoumarin）、canio-jane、3-羟基-4-甲氧基-苯甲醛（3-hy-droxy-4-methoxybenzaldehyde）、3-甲氧基-4-羟基苯甲酸（3-methoxy-4-hydroxybenzoic acid）、胡萝卜苷（daucosterol）、麻疯素（jatrophin）、$\beta$-谷甾醇-$\beta$-D-葡萄糖苷（$\beta$-sitosterol-$\beta$-D-glucoside）、tomentin等。

药理研究证实，麻疯树根有抑制艾滋病病毒逆转录酶的作用。所含的二萜类化合物有抗癌活性。

# 密 蒙 花（黄饭花、蒙花、染饭花）

▶**来源** 马钱科植物密蒙花 *Buddleja officinalis* Maxim. 的花蕾及花序。

▶**形态** 常绿灌木，高1～3 m。嫩枝灰褐色，略呈四棱形，密生灰白色绒毛。单叶对生；叶片狭椭圆形、长圆状披针形或长卵形，长4～15 cm，宽2～5 cm，顶端尖，基部狭，边缘近全缘或有疏小锯齿，两面均有星状短绒毛，下面的毛较密，侧脉每边8～14条；叶柄长2～

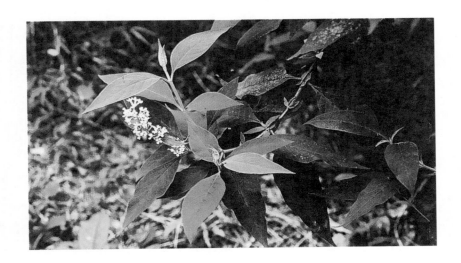

20 mm，两叶柄间有一条横线。花淡紫色，喉部黄色；聚伞圆锥花序顶生，有灰白色短绒毛，花序长5～15 cm或更长；花萼钟状，外面密生星状绒毛和一些腺毛，4裂，裂片三角形；花冠管直立，圆筒形，长8～11 mm，直径约2 mm，外面密生星状绒毛和一些腺毛，4裂，裂片卵形，内面无毛；雄蕊4枚，内藏。蒴果椭圆形，长4～8 mm，宽2～3 mm，成熟时2瓣裂，外面密生星状毛。种子多数，长约1 mm，两端有翅。花期3～4月，果期5～8月。

▶**生境分布** 生于向阳山坡、河旁、林边灌丛中。分布于我国陕西、甘肃、山西、河南、江苏、安徽、福建、湖北、湖南、广东、广西、海南、四川、贵州、云南、西藏等省（区）；越南、缅甸、不丹等地也有分布。

▶**采收加工** 2～3月采收，除净杂质，晒干。用时洗净，切段。

▶**性味功效** 甘，微寒；有小毒。清肝热，明目，去翳，抑菌，抗艾滋病病毒。

▶**用量** 6～10 g。

▶**验方** 艾滋病病毒感染，眼结膜发红，眼睑肿，发热，流泪，怕光，分泌物多，眼皮内有刺痒感：密蒙花、草决明各10 g，菊花、木贼、石决明（先煎），羌活、蒺藜、谷精草各15 g，积雪草（伞形科）、一点红（菊科）各30 g。水煎服；同时取桑叶、紫花地丁、野菊花、蒲公英各适量。水煎汁熏洗患眼。

▶**附注**　密蒙花花蕾含刺槐素（acacetin）、芹菜素（apigenin）、木犀草素（luteolin）、密蒙花新苷（neobudofficide）、蒙花苷（linarin=acaciin）、木犀草素-7-*O*-芸香糖苷、木犀草素-7-*O*-葡萄糖苷，秋英苷（cosmosiin）、毛柳苷（salidroside）、毛蕊花苷（verbascoside，即acteroside）、异毛蕊花苷（isoacteroside）、仙人球苷（echinacoside）、齐墩果-13（18）-烯-3-酮、*δ*-香树脂醇、大戟烷-8,24-二烯-3-醇乙酸乙酯、*α*-波甾醇、半乳糖醇、香豆酸、poliumoside、martynoside、*β*-hydroxyacteoside、cistano-side F、apigenin-7-rutinoside、还含天然食用色素、色素的化学成分为藏花素（crocin）。花穗（花序）含醉鱼草苷（buddleoglucoside）。

药理研究证实，密蒙花花蕾有抗艾滋病病毒活性的作用。密蒙花总提取物及毛蕊花苷和仙人球苷有较强的抑菌作用，毛蕊花苷还有对抗$HL_{60}$和KB癌细胞活性的作用。

# 绿 玉 树（绿珊瑚、光棍树）

▶**来源**　大戟科植物绿玉树 *Euphorbia tirucalli* L. 的枝叶。

▶**形态**　灌木或小乔木，高2～6 m。嫩枝圆柱形，光滑无毛，肉质，绿色，含白色乳状汁液；老枝灰绿色或灰色。单叶互生；叶片长圆状线形，长7～15 mm，宽0.7～1.5 mm，先端钝，基部狭，边缘全缘，两面均无毛，托叶细小。无柄或近无柄，通常生于当年生嫩枝上，很快脱落而呈无叶状态。花小，无花被；杯状聚伞花序密集于枝顶；总苞陀螺状，高约2 mm，内有短柔毛，通常5裂；腺体5枚，无附属物，近圆形或卵形，盾状着生于裂片弯缺处；雄花数朵，伸出总苞

外；雌花1朵，生于总
苞的中央，有长的子房
柄伸出总苞边缘。蒴果
棱状三角形，直径约
8 mm，平滑，有微毛
或无毛。种子卵球形，
直径约4 mm，平滑。
花、果期7～10月。

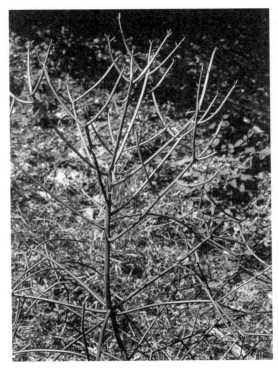

▶**生境分布**　栽培
植物，我国各地有栽培
或逸为野生；热带亚热
带地区也有栽培。

▶**采收加工**　四季
可采收，除去杂质，晒
干或鲜用。鲜用时随用
随采。

▶**性味功效**　辛，
热；有大毒。拔毒，消
肿，杀虫，抗艾滋病病毒。

▶**用量**　本品有大毒，禁内服，只作外用。外用时应避免接触正
常皮肤和黏膜，否则会起泡。

▶**禁忌**　禁内服，外用时也不宜接触正常皮肤和黏膜。

▶**验方**　艾滋病病毒感染，皮肤出现丘疹，伴有潮红，间歇性瘙
痒：①绿玉树、穿心莲（爵床科）、飞扬草（大戟科）、石榴皮（安
石榴科）、侧柏叶各等量。水煎取浓汤，外洗患处。同时取绿玉树乳
状汁液外涂患处，外涂时避免接触正常皮肤和黏膜。②绿玉树、黄
芩、苦参、黄柏、大黄各等量。共研细粉，用时取药粉适量，冷开水
调匀，外涂患处，每日4～5次。

▶**附注**　绿玉树含蒲公英赛醇（taraxerol）、大戟醇（euphol）、

大戟素 F（euphorblin F）、$\beta$-莴苣甾醇（$\beta$-lactucerol）、多种大戟二萜醇酯、4-去氧大戟二萜醇酯等。绿玉树乳胶中含 isoeuphorol、蒲公英甾醇（taraxasterol）、甘遂醇（tirucallol）等。

药理研究证实，绿玉树所含的大戟素F有抗艾滋病病毒的作用。所含的 isoeuphorol，蒲公英甾醇和甘遂醇有抗菌，止痛，止血等活性。

# 喜　树（旱莲木）

▶**来源**　蓝果树科（或珙桐科）植物喜树 *Camptotheca acuminata* Decne. 的成熟果实或根。

▶**形态**　落叶乔木，高达20 m。树皮浅灰色而有纵裂。根粗壮。嫩枝圆柱形，有微柔毛，后变无毛。单叶互生；叶片长圆状卵形或长圆状椭圆形，长12～28 cm，宽6～12 cm，边缘全缘，嫩时上面有短柔毛，后变无毛，下面有疏生短柔毛，叶脉上的毛较密，脉腋有簇毛；叶柄长1.5～3 cm，嫩时有微柔毛，后变无毛。花淡绿色，杂性同株；头状花序近球形，直径1.5～2 cm，通常由2～9个头状花序组成顶生或腋生的圆锥花序，上部为雌花序，下部为雄花序；花序梗长4～6 cm；花萼杯状，5浅裂，裂片边缘有毛；花瓣5片，长约2 cm，外面密生短柔毛，早落；雄蕊10枚。翅果长圆形，长2～2.5 cm，无梗，顶端截形，有宿存花盘，两侧有狭翅，1室，种子1枚，嫩时绿色，成熟时淡黄色，干后黄褐色，着生成近球形的头状果序。花期5～7月，果期9～12月。

▶**生境分布**　生于山地沟谷潮湿地带、河边、溪边或栽培。我国特产，分布于江苏、浙江、江西、福建、台湾、湖北、湖南、广东、广西、海南、四川、贵州、云南等省（区）。

▶**采收加工**　果实于秋季采收，根全年可采收，洗净，除净杂质，分别晒干。用时洗净，切碎。

▶**性味功效**　苦，寒；有毒。消症化积，止痒，抗菌，抗癌，抗

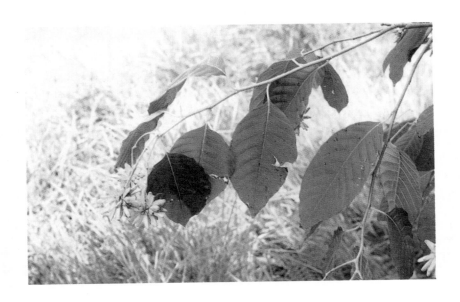

艾滋病病毒。

▶**用量**　6～10 g。

▶**验方**　艾滋病病毒感染，皮肤瘙痒，潮红，抓后微有脱屑，因搔抓日久患处皮肤肥厚，周围出现抓痕和血痂；喜树果实或根适量。水煎浓缩，加入雄黄、大蒜（捣如泥状）各适量调匀，外搽患处；同时取喜树枝、白花蛇舌草（茜草科）各30 g，水煎服。

▶**附注**　喜树果实含喜树碱（camptothecine）、10-羟基喜树碱（10-hydroxycamptothecine）、11-羟基喜树碱（11-hydroxycamptothecine）、10-甲氧基喜树碱（10-methoxycamptothecine）、11-甲氧基喜树碱（11-methoxycamptothecine）、去氧喜树碱（deoxycamptothecine）、喜树次碱（venoterpine）、喜果苷（vincoside lactam）、白桦脂酸（betulic acid）、脱落酸（d-abscisic acid）、丁香脂素（syringaresinol）、丁香酸（syringic acid）、熊果酸（ursolic acid）、肌醇（inositol）、β-谷甾醇（β-sitosterol）、10-羟基脱氧喜树碱（10-hydroxydeoxycamptothecine）、二氢异喹胺（dihydroisoquinamine）、 camptacumotine、camptacumanine、naucleficine、angustoline、还含有 3,4′-O-二甲基鞣花酸（3,4′-O-dimethylellagic acid）、3,3′,4-O-三甲基鞣花酸（3,3′,4-O-trimethylellagic acid）、3,4-O,O-次甲基-3′-O-甲基鞣花酸（3′-O-methyl-3,4-O,O-methylideneellagic acid）、3,4-O,O-次甲基鞣花酸（3,4-O,O-methylideneellagic acid）、3,4-O,O-次甲基鞣花酸-3′,4′-O-二甲基鞣花酸（3′,4′-O-dimethyl-3,4-O,O-methylideneellagic acid）、3,4-O,O-次甲基-3′,4′-O-二甲基-5′-甲氧基鞣花酸（5′-methoxy-3′,4′-O-dimethyl-3,4-O,O-methylideneellagic acid）、3,3′,4,4′-O-四甲基-5′-甲氧基鞣花酸（3,3′,4,4′-O-tetramethyl-5′-methoxyellagic acid）、3,4-O,O-次甲基-3′,4′-O-二甲基-5′-羟基鞣花酸（5′-hydroxy-3,4′-O-dimethyl-3,4-O,O-methylideneellagic acid）等8种鞣花酸类化合物。根还含喜树次碱、3,3′,4-O-三甲基鞣花酸、β-谷甾醇。果实含喜树碱和羟基喜树碱最高。

药理研究证实，喜树果有抑制艾滋病病毒活性的作用，对金黄色葡萄球菌、白色葡萄球菌、卡他球菌、绿脓杆菌有抑菌作用。喜树碱、10-甲氧基喜树碱和11-羟基喜树碱均有明显的抗癌和抗病毒作用。熊果酸对艾滋病病毒-Ⅰ型蛋白酶活性有较强的抑制作用。

# 酢 浆 草（酸味草、三叶酸）

▶来源　酢浆草科植物酢浆草 Oxalis corniculata L. 的全草。

▶形态　多年生卧地草本，茎节上生根。全株有酸味。茎多分枝，有柔毛。指状复叶互生或基生，有长柄，小叶3片；小叶片无柄，倒心形，长5～10 mm，宽4～18 mm，先端凹入，基部楔形，两边均有柔毛或上面无毛，边缘全缘并有贴生柔毛。花黄色，直径小于1 cm；单朵或数朵组成伞形花序，腋生；萼片5片；花瓣5片；雄蕊10枚，花丝基部合生。蒴果长圆柱形，长1～2.5 cm，有5棱，有柔毛，成熟时淡黄色，自行开裂，弹出种子。种子细小，黑褐色，表面有皱纹。花、果期2～9月。

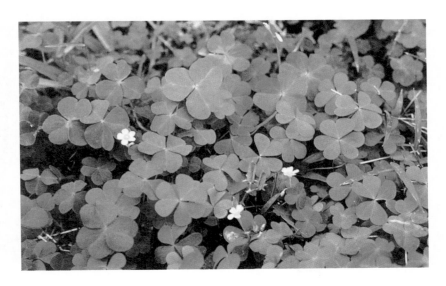

▶**生境分布**　生于潮湿的空旷草地、田边、路边、河旁、沟边、荒地、园边、山坡草地、林边。分布于我国各地；亚洲温带和亚热带地区以及欧洲、北美、地中海等地也有分布。

▶**采收加工**　夏、秋季采收，除去杂质，鲜用或晒干。用时洗净，切短段。

▶**性味功效**　酸，凉。清热利湿，凉血解毒，散瘀消肿，抑制艾滋病病毒。

▶**用量**　鲜品15～60 g。

▶**禁忌**　孕妇忌用。

▶**验方**　1. 艾滋病病毒感染，恶寒发热，皮肤出现红斑，红斑边缘稍凸起，局部灼热疼痛：鲜酢浆草60 g，鲜匍伏堇（堇菜科）、鲜青蒿（菊科黄花蒿）各30 g。共捣烂取汁，加入雄黄少量调匀，外涂患处，或取上药干品，共研细粉，用麻油少许调匀外搽患处；同时取黄芩、黄连、酢浆草各15 g，板蓝根、柴胡、玄参、连翘、桔梗各10 g，白花蛇舌草（茜草科）30 g，甘草6 g。水煎服。

2. 艾滋病病毒感染，发热，呕吐，腹痛，腹泻：酢浆草、车前草（车前草科）、鱼腥草（三白草科）、算盘子叶（大戟科）各30 g，穿心莲（爵床科）15 g。水煎服。

▶ **附注** 酢浆草全草含柠檬酸（citric acid）、苹果酸（malic acid）、酒石酸（tartaric acid）、抗坏血酸（ascorbic acid）、草酸（oxalic acid）、去氧抗坏血酸（dehydroascorbic acid）、丙酮酸（pyruvic acid）、乙醛酸（glyoxalic acid）、牡荆素（vitexin）、异牡荆素（isovitexin）、牡荆素-2″-$O$-$\beta$-$D$-吡喃葡萄糖苷（vitexin-2″-$O$-$\beta$-$D$-glucopyranoside）、反式桂醇（$trans$-phytol）、2-庚烯醛（2-heptenal）、2-戊基呋喃（2-pentylfuran）、糖脂（glycolipids）、中性脂化合物（neutral lipids）、磷脂（phospholipids）、脂肪酸（fatty acid，$C_{10}$~$C_{14}$）、$\alpha$-生育酚（$\alpha$-tocopherol）、$\beta$-生育酚（$\beta$-tocopherol）、大量草酸盐等。

药理研究证实，酢浆草全草有抗艾滋病病毒活性的作用。50%煎剂对金黄色葡萄球菌、绿脓杆菌、福氏痢疾杆菌、大肠杆菌、伤寒杆菌、卡他球菌均有抑菌作用。

# 雄　黄

▶ **来源** 为硫化物类矿物雄黄 Realgar 的石块。

▶ **性状** 单斜晶系。晶体柱状，柱面常有垂直细条纹，大多为致密块状集合体或柱状集合体。橘红色，少数为暗红色。条痕为浅橘红色。半透明，晶面有金属光泽，断面呈脂肪光泽。硬度1.5~2.0。比重3.4~3.6。性脆。手触之易被染成橙黄色。受光的作用，久则变为淡橘红色粉末。易溶于硝酸，难溶于水。加热则发生火焰，与硝酸钾混击则发生爆炸。用火烧之，冒白烟有毒，并散发出蒜臭气。以块大、熟透、质脆、色红、酥松、有光泽者为佳。

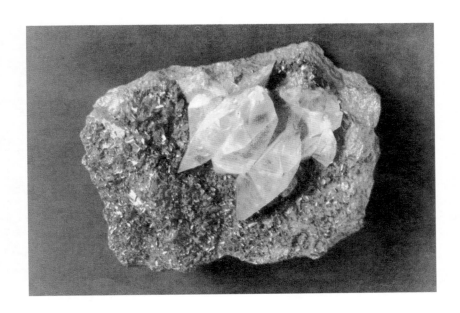

▶**产地** 陕西、甘肃、湖北、湖南、广西、四川、贵州、云南等省（区）。

▶**采收加工** 采得后，除去泥土、砂石等杂质，敲碎研细末用，或水飞过备用。雄黄在矿中质软如泥，见空气即变硬，通常用竹刀剔取其熟透部分，除去泥土及杂质。切忌火煅。

▶**性味功效** 辛、苦，温；有毒。抗菌，消炎，燥湿，杀虫，解毒。

▶**用量** 0.3～1 g，作丸剂或散剂用。

▶**禁忌** 孕妇及阴虚血亏者忌服。外用为主，内服宜慎。

▶**验方** 艾滋病病毒感染，带状疱疹，湿疹，疮疖疔毒：雄黄、黄柏、白矾各等量，冰片少许。共研细粉，用茶叶适量煎浓汁调搽患处。

▶**附注** 雄黄主要含二硫化二砷（$As_2S_2$），还含有少量硅、铁、铝、钙、镁、钡、锑及微量的锰、钛、铅、铋、铜等元素。

药理研究证实，雄黄可明显抑制金黄色葡萄球菌，增强网状内皮

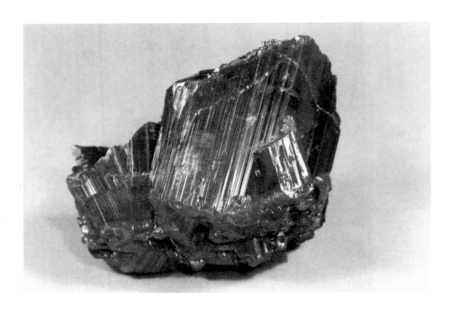

系统的吞噬能力，不影响细胞总数及分类；但长期服用对肝、肾组织细胞有一定损害，停药后有不同程度恢复。

# 铺地蜈蚣（垂穗石松、伸筋草）

▶来源　石松科植物灯笼石松 *Palhinhaea cernua*（L.）A. Franco et Vasc. 的全草。

▶形态　多年生草本。茎细长，卧地或斜升或上部直立，长30～60 cm或更长。根丝状，白色。单叶，螺旋状排列，生于茎下部的稀疏，生于茎上部的密集；叶片小，线状锥尖，长2～3 mm，绿色或稍带淡黄色，边缘全缘，通常弯弓，光滑无毛。孢子囊穗圆柱形，下垂，长0.8～2 cm，单生于枝顶，无柄；孢子叶阔卵形，覆瓦状排列，顶端长渐尖，基部阔楔形，边缘有长睫毛；孢子囊细小，肾形，表面有网纹。孢子期夏、秋季。

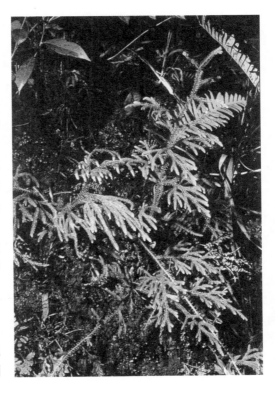

▶**生境分布** 生于土山山坡、山脚草丛中，沟边、路边、山溪边、旷野灌丛中。分布于我国浙江、江西、福建、台湾、湖南、广东、广西、海南、四川、贵州、云南等省（区）；亚洲热带其他地区也有分布。

▶**采收加工** 夏、秋季采收，除净杂质，鲜用或晒干。用时洗净，切碎。

▶**性味功效** 微甘、涩，平。舒筋活络，止血安胎，敛汗固表，清肝明目，抗艾滋病病毒。

▶**用量** 15～30 g。

▶**禁忌** 孕妇慎用。

▶**验方** 艾滋病病毒感染，发热，食欲不振，皮肤发红，出现绿豆大小的丘疱疹，疼痛：铺地蜈蚣、白花蛇舌草（茜草科）各30 g，黄芩、生地黄、板蓝根、栀子、车前子各10 g，柴胡、龙胆草各15 g，甘草6 g。水煎服。另取铺地蜈蚣适量加大米同炒至焦黄，去米，再加侧柏叶适量共研细末，用麻油调敷患处，每日数次。

▶**附注** 灯笼石松含羟基灯笼草碱（lycocernuine）、千层塔萜烯二醇（serratenediol）、21-表千层塔萜烯二醇（21-episerratenediol）、21-表千层塔萜三醇（21-episerratriol）、伸筋草萜

三醇（lycoclavanol）、16-氧代伸筋草萜三醇（16-oxo-lycoclavanol）、灯笼草碱（cernuine）、去氧灯笼草碱（deoxocernuine）、烟碱（nicotine）、二表千层塔萜二醇（diepiserratenediol）、16-氧代-21-表千层塔烯三醇（16-oxo-21-episerratriol）、千层塔三醇（tohogenol）、α-芒柄花萜（α-onocerin）、β-谷甾醇（β-sitosterol）、豆甾醇（stigmasterol）、菜油甾醇（campesterol）、灯笼草黄酮苷（cernoside）、灯笼草酸A（lycernuic acid A）、灯笼草酸B（lycernuic acid B）、flavone-O-glycosides等。

药理研究证实，铺地蜈蚣（灯笼石松）有抗艾滋病病毒活性的作用。水煎剂对家兔有解热作用，对大鼠及家兔的离体肠管有兴奋作用。体外试验有抑菌作用。

# 蓝桉叶（桉叶、桉树叶）

▶来源　桃金娘科植物蓝桉 *Eucalyptus globulus* Labill. 的叶及带叶嫩枝。

▶形态　常绿乔木，高7～10 m。树皮灰蓝色，片状剥落，剥落新皮光滑，呈灰绿色或浅灰色。嫩枝稍有棱，无毛。单叶互生；叶片披针形，长15～30 cm，宽1～2 cm，镰状，边缘全缘，两面均无毛，灰绿色，对着太阳光观察可见两面均有腺点，揉之有香气，侧脉在靠近叶缘1 mm处连结成边脉；叶柄长1.5～3 cm。花大，白色，直径约4 cm，单朵或2～3朵聚生于叶腋，无花梗或有极短花梗；萼管倒圆锥形，长约1 cm，宽约1.3 cm，表面有4条突起棱角和小瘤状突，有白粉；花瓣4片，与4片萼片合生成一帽状体，帽状体稍扁平，中部呈圆锥状突起，比萼管短，有小瘤状突起，外面有蓝白色蜡粉，花开放时整个帽状体脱落；雄蕊多数。蒴果半球形或杯状，直径2～2.5 cm，有四棱和不明显瘤体或沟纹，果缘平而宽，果瓣不突出，与果缘等高。花、果期夏季至冬季。

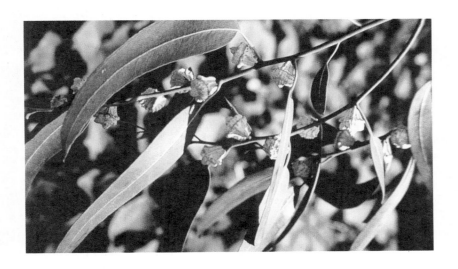

▶**生境分布**　栽培植物。我国浙江、江西、福建、广东、广西、海南、四川、贵州、云南等省（区）有栽培；原产澳大利亚。

▶**采收加工**　夏、秋季采收，鲜用或阴干。用时洗净，切碎。

▶**性味功效**　苦、辛，凉。清热燥湿，抑菌消炎，杀虫，抑制艾滋病病毒。

▶**用量**　15～25 g，鲜品25～50 g。

▶**验方**　艾滋病病毒感染，轻度发热，皮肤发红微肿，小水疱明显呈现，又痒又痛，抓破即流水溃烂：鲜蓝桉叶（无鲜品用干品亦可）1 kg。水煎浓缩至10%溶液，湿敷患处。同时取蓝桉叶25 g，黄芩、黄柏、金银花、牡丹皮、桔梗各10 g，生地黄15 g，白花蛇舌草（茜草科）30 g，桑叶、麦冬各12 g。水煎服。

▶**附注**　蓝桉叶及带叶嫩枝含挥发油（得油率3.5%）、油中鉴定出35种组分、主要成分为桉油素（eucalyptin）（含量67.54%）、1,8-桉油素（cineole）、α-蒎烯（α-pinene）、香橙烯（aromadendrene）、松香芹酮（L-pinocarvon）、松香芹醇（pinocarveol）、蓝桉醇（globulol）、枯茗醛（cuminaldehyde）、桃金娘烯醛（α-myrtenal）、槲皮苷

（quercitrin）、槲皮素（quercetin）、芸香苷、L（+）-高丝氨酸〔L（+）-homoserine〕、苦味质、鞣质、树脂等。

药理研究证实，蓝桉叶油有抑制艾滋病病毒逆转录酶的作用，并对绿脓杆菌、金黄色葡萄球菌、肺炎双球菌、大肠杆菌、沙门氏菌、志贺氏痢疾杆菌、小肠结肠炎耶氏菌、沙门氏痢疾杆菌、福氏痢疾杆菌、乙型链球菌等有抑菌作用。

# 槐　角

▶**来源**　豆科（或蝶形花科）植物槐 *Sophora japonica* L. 的成熟果实。

▶**形态**　落叶乔木，高达25 m。树皮灰褐色，外皮粗糙纵裂，内皮鲜黄色，有臭气。嫩枝无毛或有短细毛。单数羽状复叶互生，小叶4~7对，对生或近互生；小叶片卵状长圆形或卵状披针形，长2.5~6 cm，宽1.5~3 cm，边缘全缘，上面绿色，下面灰绿色，嫩叶有贴生短柔毛，后变无毛；托叶小，早落；小托叶钻形。花白色或淡黄色，长约1.5 cm；圆锥花序顶生；花萼管状，5齿裂；花冠蝶形；雄蕊10枚。荚果长2.5~5 cm或稍长，直径约1 cm，下垂，种子间极易缩，明显呈串珠状，果皮无毛，成熟时黄绿色，不开裂，内有种子1~6颗。种子卵形或肾形，棕黑色。花期7~8月，果期8~10月。

▶**生境分布**　多为栽培植物，生于平原、村边、屋旁、山坡土层深厚处或砂质地。分布于我国各省（区）；越南、朝鲜、日本等地也有分布，欧洲和美洲等地有引种。

▶**采收加工**　冬季果实成熟时采收，除净杂质，沸水潦过后晒干。用时洗净，打碎。

▶**性味功效**　苦，寒。清热泻火，凉血止血，抗艾滋病病毒。

▶**用量**　5~10 g。

▶**禁忌**　孕妇忌用。

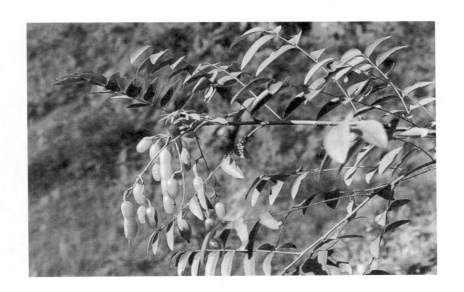

▶**验方** 艾滋病病毒感染，头痛，眩晕，心悸，烦躁，疲乏，失眠，四肢麻木：槐角、黄芩、栀子各10 g，夏枯草、酢浆草（酢浆草科）、草决明各30 g，女贞子、野菊花、积雪草（伞形科）、大枣各15 g。水煎服。

▶**附注** 槐的成熟果实含槲皮素（quercetin）、芸香苷（rutin）、槐属苷（sophoricoside）、槐属双苷（sophorabioside）、槐酚（enisol）、槐属黄酮苷（sophoraflavonoloside）、山柰酚-3,7-二葡萄糖苷（kaempferol,3,7-diglucoside）、山柰酚-3,7-$O$-二葡萄糖苷（kaempferol 3,7-$O$-diglucoside）、二葡萄糖苷（diglucoside）、山柰酚-L-鼠李糖苷（kaempferol-L-rhamnoside）、山柰酚-3-$O$-鼠李糖基二葡萄糖苷（kaempferol-3-$O$-rhamnodiglucoside）、山柰酚（kaempferol）、染料木素（genistein）、染料木素-7-$\beta$-D-纤维素二糖苷（genistein-7-$\beta$-D-cellobi-oside）、染料木素-7-二葡萄糖基鼠李糖苷（genistein-7-diglucorhamnosi-de）、还含赖氨酸、天冬氨酸、天冬酰胺、精氨酸、丝氨酸、谷氨酸、苏氨酸、丙氨酸、脯氨酸、色氨酸、缬氨酸、亮氨

酸、异亮氨酸、苯丙氨酸等14种游离氨基酸。种子含苦参碱（matrine）、槐根碱（sophocarpine）、金雀花碱（cytisine）、N-甲基金雀花碱（N-methylcytisine）、黎豆胺（stizolamine）、磷脂（phosphoipid）、油酸（oleic acid）、亚油酸（linoleic acid）、亚麻酸（linolenic acid）、硬脂酸、棕榈酸、十八碳烯酸（octadecenoic acid）、十八碳二烯酸（octadecadien-oic acid）、十八碳三烯酸（octadecatrienoic acid）、植物血凝素（lectin）、植物钙镁（phytin）等。

药理研究证实，槐角有抗艾滋病病毒活性的作用、还有抗炎、抗氧化作用。所含的芸香苷能改善毛细血管功能，防治因毛细血管脆性过大、渗透过高而引起的出血。芸香苷对高血压、糖尿病患者有预防出血作用，也是治疗高血压、鼻衄、咯血、痔疮、子宫出血的有效成分。芸香苷的浓度为200 μg/ml时，对水疱性口炎病毒有最大抑制作用。所含的槲皮素有较强抗癌活性作用，其作用机理除对抗自由基对细胞的破坏外，还能直接抑制肿瘤细胞的增殖。槐角能对抗葡萄球菌和大肠杆菌，还有升血糖作用。

# 薏苡仁（薏米）

▶来源　禾本科植物薏苡 Coix lacryma-jobi L.var. mayuen（Roman.）Stapf 的成熟种仁。

▶形态　一年生或多年生草本，高1～2 m。秆直立，有环状节，基部节上有支柱根。单叶互生；叶片长披针形，长10～40 cm，宽1.5～3 cm；边缘粗糙，两面均无毛，叶脉纵向平行，先端尖，基部鞘状无毛；叶舌长约1 mm，质硬。花单性，雌雄穗同生于一总状花序上；总状花序腋生，从上部叶鞘内抽出1～6穗成束；雄小穗的雄蕊3枚；雌小穗生于一个卵圆形或球状总苞内，总苞在果实成熟时逐渐变硬，白色或紫蓝色，光滑，长约1 cm，顶端尖，有孔，内有种仁，即薏苡仁，质地粉性坚实，白色或黄白色，长、宽及厚都在5～8 mm之间，侧面有1条深而宽的纵沟，有淡棕色种皮，基部有棕色种脐。花、果期秋季。

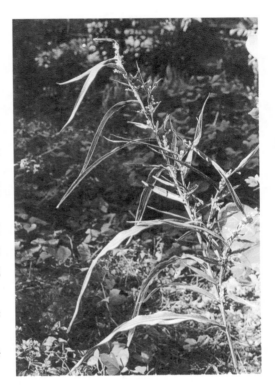

▶**生境分布** 多为栽培或逸为野生于沟边、河旁、荒野。我国辽宁、陕西、河北、河南、江苏、浙江、江西、安徽、福建、台湾、湖北、湖南、广东、广西、海南、四川、云南等省（区）有栽培；亚洲热带、亚热带地区也有栽培。

▶**采收加工** 9月间果实成熟时采收，割下茎秆，脱粒晒干，研去种皮，除净杂质。用时洗净。

▶**性味功效** 甘、淡，凉。健脾渗湿，除痹止泻，清热排脓，抑癌，抑制艾滋病病毒。

▶**用量** 10～30 g。

▶**验方** 1. 艾滋病病毒感染，四肢无力，饮食不化，面色萎黄：薏苡仁30 g，党参、茯苓、白术各15 g，炒山药10 g，白花蛇舌草（茜草科）50 g，甘草6 g。水煎服。

2. 艾滋病病毒感染，身热，胸闷，口苦咽干，胃纳欠佳，心烦，尿黄，肢体困重：薏苡仁、白花蛇舌草各30 g，金银花、连翘、车前子各15 g，黄芩、茵陈蒿、栀子、杏仁各10 g，甘草6 g。水煎服。

3. 艾滋病病毒感染，头面四肢出现脓疱，色淡白或淡黄，周围红晕不显，破后糜烂面淡红色，面色萎黄，胃纳欠佳，大便溏软：薏苡仁、白花蛇舌草、茯苓各30 g，党参、白术、炒山药各15 g，野菊花、叶下珠（大戟科）各10 g，甘草6 g。水煎服。

▶**附注**　薏苡的种仁含薏苡仁酯（coixenolide）、甾体化合物、顺十八烯酸、豆甾醇、$\beta$-谷甾醇、$\gamma$-谷甾醇、$\alpha$-谷甾醇、硬脂酸、脂肪、蛋白质、碳水化合物等。薏苡种子含脂肪油、油中含薏苡仁酯、薏苡素（coixol）、亮氨酸、精氨酸、赖氨酸、葡萄糖、氯化钾、豆甾醇、$\beta$-谷甾醇、$\gamma$-谷甾醇、脂肪酸、蛋白质等。

药理研究证实，薏苡仁有抑制艾滋病病毒的作用，还有解热，镇静，镇痛，降血糖作用。薏苡仁水煎剂对癌细胞有抑制作用。薏苡仁所含的薏苡仁酯对艾氏腹水癌细胞有抑制作用。水醇法提取薏苡仁对$S_{180}$及肝癌有明显的抑癌活性，实验重复多次抑癌率稳定在40 % ~ 45 %之间，同时对小鼠具有增重和预防癌症的作用，对多种化疗药物还有较强的增效作用。

# 麝　香

▶**来源**　鹿科动物林麝 *Moschus moschiferus* Linnaeus 成熟雄体香囊中的干燥分泌物。

▶**形态**　体形似鹿。体长65 ~ 95 cm。毛粗硬，易折断。雌雄都没有角。耳长直立，眼圆大，鼻端裸出无毛。雄性上犬齿发达，露出唇外，长而尖，向后弯曲成为獠牙。四肢细长，后肢比前肢长，尾很短，淡棕色，隐于臀毛内。主蹄狭长，侧蹄长能及地面。雄性脐部与阴囊之间有麝腺，成囊状，即香囊，外部略隆起。香囊外及中央有2个小口，前为麝香囊口，后为尿道口。身体深棕色，嘴、面颊、耳背、耳尖灰棕色或灰褐色，耳壳内和下颌白色。颈背和体背常有土黄色斑点，排列成4 ~ 5条纵行。腰部和臀部两侧的斑点明显、密集。

▶**生境分布**　栖息于多岩石或针叶林或混交林中，没有固定地点。白天隐伏，多在早晨或黄昏外出活动，善于跳跃，视觉和听觉灵敏。分布于我国辽宁、吉林、黑龙江、山西、河北、内蒙古、湖北、湖南、河南、青海、甘肃、新疆、广西、贵州、四川、云南、西藏等省（区）。

▶**采收加工**　野生的多在秋末冬初猎取，猎获后割取香囊，悬挂在通风处，阴干，习称毛壳麝香；剖开香囊，除去囊壳，习称麝香仁。家养的直接从其香囊中取出麝香仁，阴干。用油纸包，放入铁盒内密封，避免受潮和日晒。用时研粉。

麝香为贵重中药。鉴别真品麝香取麝香仁粉末撒于炽热坩埚中灼烧，随即熔化起泡似珠，香气浓烈，灰呈灰白色；或将麝香仁粉末放在显微镜下观察，有众多不定形棕黄色颗粒状或团块，半透明，团块中散有方形、柱形或不规则晶体，可见圆形油滴；或取麝香仁少许放入有热开水的碗中，立即溶化，无残渣，水溶液有浓郁香气，呈微黄色。

▶**性味功效**　辛，温。开窍醒神，活血散结，催产下胎，抗肿瘤，抗艾滋病病毒。

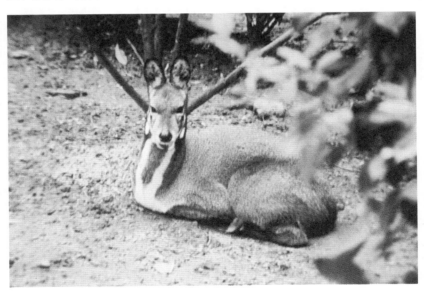

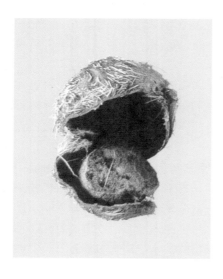

▶**用量**  0.1～0.2 g。

▶**禁忌**  孕妇忌用。入丸散剂，不宜入煎剂。

▶**验方**  艾滋病病毒感染，颈部及耳后有结核，皮色不变，不觉疼痛，或局部红肿热痛，或呈坚硬的酱红色肿胀：麝香2 g，铅丹10 g，蓖麻子20 g，青黛、蜂蜜各5 g，葱白50 g，松香0.5 g。将前2味药与松香、青黛共研细粉，再与其余药物混匀，捣成膏，摊贴于患处；同时取白花蛇舌草（茜草科）、金银花、野菊花各30 g，紫花地丁、蒲公英、玄参、夏枯草各15 g，甘草10 g。水煎服。

▶**附注**  麝香含麝香酮（muscone）、麝香精油及脂肪酸、胶质、蛋白质、粗纤维、无机盐类、胆甾醇、含氮化合物、灰分、水分及少量降麝香酮（normuscone）等。

药理研究证实，麝香的水提液有高度的抗艾滋病病毒活性。麝香水提物对小鼠巴豆油耳部炎症，大鼠琼脂性关节肿，酵母性关节肿，佐剂型多发性关节炎均具有非常显著的抑制作用；对大鼠烫伤性血管渗透性增高以及羧甲基纤维素引起的腹腔白细胞游走亦具有非常明显的抑制作用。麝香有抗肿瘤活性，对于家兔、豚鼠的离体子宫均呈现兴奋作用，妊娠的较非妊娠的敏感，非妊娠的多呈抑制作用。麝香酊的稀释液（2%），对大肠杆菌及金黄色葡萄球菌有抑菌作用。